家庭按摩保健丛书
一捏一按赶走疾病

赵国东 编著

经穴保健按摩

JINGXUE BAOJIAN ANMO

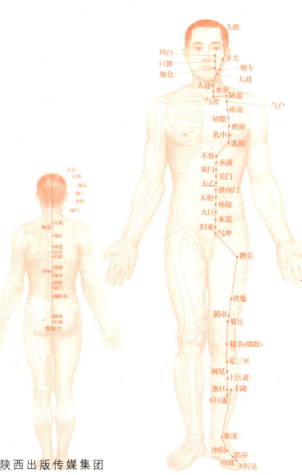

陕西出版传媒集团
陕西科学技术出版社

图书在版编目（CIP）数据

经穴保健按摩/赵国东编著. —西安：陕西科学技术出版社，2012.12

ISBN 978-7-5369-5620-9

Ⅰ. ①经… Ⅱ. ①赵… Ⅲ. ①经穴—按摩疗法（中医）—基本知识 Ⅳ. ①R244.1

中国版本图书馆 CIP 数据核字（2012）第 296331 号

经穴保健按摩

出 版 者	陕西出版传媒集团　陕西科学技术出版社
	西安北大街131号　邮编　710003
	电话（029）87211894　传真（029）87218236
	http://www.snstp.com
发 行 者	陕西出版传媒集团　陕西科学技术出版社
	电话（029）87212206　87260001
印　　刷	北京建泰印刷有限公司
规　　格	710×1000 毫米　　16 开本
印　　张	18.5
字　　数	280 千字
版　　次	2013 年 6 月第 1 版
	2013 年 6 月第 1 次印刷
书　　号	ISBN 978-7-5369-5620-9
定　　价	26.80 元

版权所有　翻印必究

（如有印装质量问题，请与我社发行部联系调换）

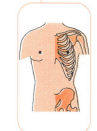

随着科技的进步,在这个治病常依赖于抗生素甚至激素的年代,诸如失眠、肩颈酸痛、心悸等文明病也逐渐浮现,加之现代人饮食不节、疏于节制而造成体质趋向阴阳不调,致使大病小症一一出现。因此近年来,越来越多的人们力图寻求更加健康、更加天然的方法来保健和治疗疾病。在诸多保健和治病方法中,经穴按摩深受追捧。

经穴按摩,作为保健和治病的方法,在中国的应用由来以久。《黄帝内经》中对人体经穴的作用推崇备至,认为经穴是决定"人之所以生,病之所以成,人之所以治,病之所以起"的关键,还说经络可以"决生死,治百病"。黄帝就是经穴保健与治病方法的第一实践者,用这种方法,他最终活到了120岁。在当今社会,随着社会的逐渐认可,经穴的保健和治疗方法得以更快发展,各种新的方法层出不穷,把它推到一个更新的角度。

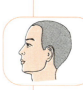

在本书经穴的选取上,编者力求全面,做到选取的每一穴位都紧贴广大读者的生活,切实满足人在某一方面的具体要求。并且,在认识穴位的基础上,针对最为常见的疾患,从病理、症状表现、按摩方法、针灸方法、注意事项五个方面进行了细致地介绍,为读者提供了权威、科学的参照。

无病，经穴按摩帮您防患于未然；有了病，经穴刺激助您强身健体。本书内容一看就懂，一学就会，一用就灵，只要能找对穴位，对证用穴，养生保健，重拾健康不再是难题。

编　者

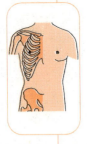

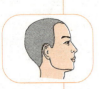

第一章
认识人体的经络与穴位

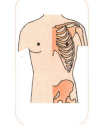

第一节　揭密经络与穴位　　　　　　　　*/002*

　　什么是经络　　　　　　　　　　　　　　*/002*
　　人体经络系统的组成　　　　　　　　　　*/002*
　　经络的作用　　　　　　　　　　　　　　*/004*
　　经络实质与经络现象　　　　　　　　　　*/006*
　　穴位发展的三个阶段　　　　　　　　　　*/006*
　　穴位是如何命名的　　　　　　　　　　　*/007*
　　穴位的分类　　　　　　　　　　　　　　*/009*
　　腧穴的标准定位　　　　　　　　　　　　*/010*
　　腧穴的常见取法　　　　　　　　　　　　*/011*

第二节　了解人体的十四经脉　　　　　　*/015*

　　手太阴肺经——感冒咳嗽通肺经　　　　　*/015*
　　手厥阴心包经——失眠多梦找心包经　　　*/019*
　　手少阴心经——心痛、咽干找心经　　　　*/022*
　　手阳明大肠经——疼痛、肿胀找大肠经　　*/025*
　　手少阳三焦经——耳病、咽病找三焦经　　*/029*
　　手太阳小肠经——吸收障碍找小肠经　　　*/033*
　　足太阴脾经——疲劳透支找脾经　　　　　*/036*

目录

足厥阴肝经——胸满呕逆找肝经 /040
足少阴肾经——精气不足找肾经 /043
足阳明胃经——求生必须通胃经 /047
足少阳胆经——废物积滞找胆经 /051
足太阳膀胱经——腰酸背痛找膀胱经 /056
任脉——总揽诸阴的"阴脉之海" /062
督脉——总督诸阳的"阳脉之海" /065

第三节 一学就会的经络刺激法 /069

推法 /069
掌按法 /070
摩法 /070
擦法 /071
揉法 /071
捏法 /072
掌拍法 /072
拿法 /072
搓法 /073
抹法 /073
摇法 /073

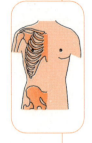

第二章 全身保健，从头到脚说穴位

第一节 头、面、颈部穴位 /076

太阳穴 /076

鱼腰穴	/077
印堂穴	/077
阳白穴	/078
头临泣穴	/079
风池穴	/080
四白穴	/080
巨髎穴	/081
地仓穴	/082
天容穴	/082
天窗穴	/083
攒竹穴	/083
睛明穴	/084
通天穴	/085
天柱穴	/085
廉泉穴	/086
迎香穴	/087
禾髎穴	/087
风府穴	/088
天突穴	/089
承浆穴	/090
扶突穴	/091
天鼎穴	/091
承泣穴	/092
气舍穴	/093
听宫穴	/093
颧髎穴	/094
丝竹空穴	/095
耳门穴	/095

角孙穴	/096
颊车穴	/097
下关穴	/097
头维穴	/098
人迎穴	/099
水突穴	/099
翳风穴	/100
瞳子髎穴	/100
听会穴	/101
头窍阴穴	/102
完骨穴	/103
本神穴	/103
上关穴	/104
颔厌穴	/105
曲鬓穴	/105
百会穴	/106
后顶穴	/107
强间穴	/107

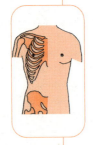

第二节　躯干部穴位　/108

天宗穴	/108
附分穴	/109
魄户穴	/109
中膂俞穴	/110
膏肓穴	/111
神堂穴	/111
膈关穴	/112
大杼穴	/113

风门穴	/113
肺俞穴	/114
厥阴俞穴	/115
心俞穴	/115
膈俞穴	/116
肝俞穴	/117
胆俞穴	/118
脾俞穴	/119
胃俞穴	/120
三焦俞穴	/121
肾俞穴	/122
大肠俞穴	/123
关元俞穴	/124
小肠俞穴	/125
膀胱俞穴	/126
会阴穴	/127
曲垣穴	/127
身柱穴	/128
至阳穴	/129
命门穴	/130
腰阳关穴	/131
大椎穴	/132
长强穴	/132
肩贞穴	/133
肩外俞穴	/134
肩中俞穴	/134
缺盆穴	/135
膺窗穴	/136

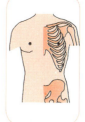

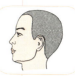

005

乳中穴　　　　　　　　　　　　/136
乳根穴　　　　　　　　　　　　/137
不容穴　　　　　　　　　　　　/138
梁门穴　　　　　　　　　　　　/138
滑肉门穴　　　　　　　　　　　/139
天枢穴　　　　　　　　　　　　/140
大巨穴　　　　　　　　　　　　/141
膻中穴　　　　　　　　　　　　/141
鸠尾穴　　　　　　　　　　　　/142
巨阙穴　　　　　　　　　　　　/143
中府穴　　　　　　　　　　　　/143
中脘穴　　　　　　　　　　　　/144
水分穴　　　　　　　　　　　　/145
神阙穴　　　　　　　　　　　　/146
阴交穴　　　　　　　　　　　　/147
气海穴　　　　　　　　　　　　/148
关元穴　　　　　　　　　　　　/149
中极穴　　　　　　　　　　　　/150
曲骨穴　　　　　　　　　　　　/151
腹结穴　　　　　　　　　　　　/152
冲门穴　　　　　　　　　　　　/152
俞府穴　　　　　　　　　　　　/153
彧中穴　　　　　　　　　　　　/154
神封穴　　　　　　　　　　　　/154
天池穴　　　　　　　　　　　　/155
日月穴　　　　　　　　　　　　/156
肓俞穴　　　　　　　　　　　　/156
带脉穴　　　　　　　　　　　　/157

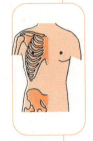

五枢穴	/158
居髎穴	/159
环跳穴	/159
期门穴	/160
章门穴	/161
子宫穴	/161

第三节　四肢部穴位　　/162

云门穴	/162
侠白穴	/163
尺泽穴	/164
曲池穴	/164
手三里穴	/165
肩髃穴	/166
臂臑穴	/167
孔最穴	/167
列缺穴	/168
太渊穴	/169
鱼际穴	/169
少商穴	/170
温溜穴	/171
阳溪穴	/171
二间穴	/172
三间穴	/173
合谷穴	/173
商阳穴	/174
少府穴	/175
少冲穴	/175

神门穴	/176
阴郄穴	/177
少海穴	/178
极泉穴	/178
养老穴	/179
阳谷穴	/180
腕骨穴	/180
后溪穴	/181
前谷穴	/182
少泽穴	/182
天井穴	/183
支沟穴	/184
外关穴	/184
曲泽穴	/185
郄门穴	/186
大陵穴	/187
内关穴	/187
阳池穴	/188
中渚穴	/189
劳宫穴	/189
中冲穴	/190
液门穴	/191
伏兔穴	/191
梁丘穴	/192
犊鼻穴	/193
足三里穴	/193
上巨虚穴	/194
下巨虚穴	/195

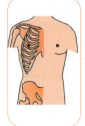

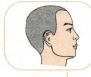

条口穴	/195
丰隆穴	/196
箕门穴	/197
血海穴	/197
阴陵泉穴	/198
冲阳穴	/199
内庭穴	/199
厉兑穴	/200
解溪穴	/201
公孙穴	/201
太白穴	/202
隐白穴	/203
地机穴	/203
三阴交穴	/204
殷门穴	/205
委阳穴	/206
委中穴	/206
承扶穴	/207
飞扬穴	/208
承筋穴	/208
承山穴	/209
昆仑穴	/210
申脉穴	/210
至阴穴	/211
太溪穴	/212
照海穴	/212
交信穴	/213
阴谷穴	/214

筑宾穴	/215
复溜穴	/215
涌泉穴	/216
风市穴	/217
中渎穴	/217
大敦穴	/218
膝眼穴	/219
鹤顶穴	/219
百虫窝穴	/220
胆囊穴	/221
阑尾穴	/221
八风穴	/222
气端穴	/223
独阴穴	/223
阳陵泉穴	/224
光明穴	/225
悬钟穴	/225
丘墟穴	/226
足窍阴穴	/227
足临泣穴	/228
太冲穴	/228
阴廉穴	/229
曲泉穴	/230
中都穴	/231
蠡沟穴	/231
中封穴	/232

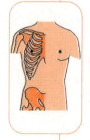

第三章 疏通经络，远离常见疾病折磨

第一节 对症治病，常见病对症按摩 /234

感冒 /234
咳嗽 /236
呃逆 /237
牙痛 /238
胃痛 /239
腰痛 /240
失眠 /241
眩晕 /243
脱发 /244
神经衰弱 /245
耳鸣 /246
心悸 /247
落枕 /248
腰椎间盘突出 /249
颈椎病 /250
肩周炎 /251
糖尿病 /252
高血压 /254
低血压 /255
腹泻 /256

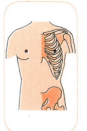

便秘	/257
遗尿	/258
痔疮	/259
脱肛	/260
遗精	/261
阳痿	/263
前列腺炎	/264
早泄	/266
不孕	/267
痛经	/268
月经失调	/269
闭经	/270

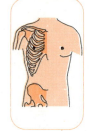

第二节 动动手指，轻松摆脱身体小病痛 /272

近视	/272
青光眼	/273
鼻炎	/273
醒脑	/274
疲劳	/275
小腿抽筋	/275
减压放松	/276
皱纹	/277

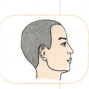

第一章 认识人体的经络与穴位

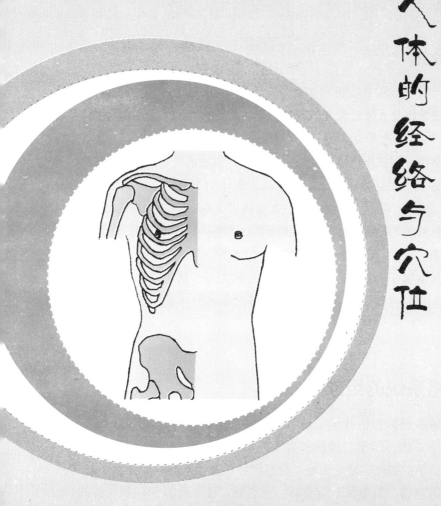

第一节 揭密经络与穴位

什么是经络

经络是运行气血、联系脏腑和体表及全身各部位的通道，是人体功能的调控系统。经络学也是人体针灸和按摩的基础，是中医学的重要组成部分。

"经"，即"径"，意思是"纵线"，有路径的意思，简单地说，就是经络系统中的主要路径，存在于机体内部，贯穿上下，沟通内外；"络"的原意是"网络"，简单说就是主路分出的辅路，存在于机体的表面，纵横交错，遍布全身。《灵枢·脉度》说："经脉为里，支而横者为络，络之别者为孙。"这是将脉按大小、深浅的差异分别称为"经脉"、"络脉"和"孙脉"。经络系统的主要内容有：十二经脉、十二经别、奇经八脉、十五络脉、十二经筋、十二皮部等。其中属于经脉方面的，以十二经脉为主，属于络脉方面的，以十五络脉为主。它们纵横交贯，遍布全身，将人体内外、脏腑、肢节连成一个有机的整体。

人体经络系统的组成

经络是由诸多经脉和络脉组成的一个颇为复杂的系统，以经脉为主体。经脉包括两个小系统，即十二经脉和奇经八脉，其中最主要的是十二经脉，包括手三阴经、手三阳经、足三阳经、足三阴经；奇经八脉，即任脉、督脉、冲脉、带脉、阴跷脉、阳跷脉、阴维脉、阳维脉。十二经脉和任脉、督脉合称"十四经脉"。络脉之中，较大的、直接分支于主干的、有一定理论形式的为经别和十五络脉；还有浮现于体表的浮络，最为细小的称孙络。此外，皮肤也按十二经脉的分布而分为十二个相应区域，称"十二皮部"。筋，也分为十二个部分，称"十二经筋"。

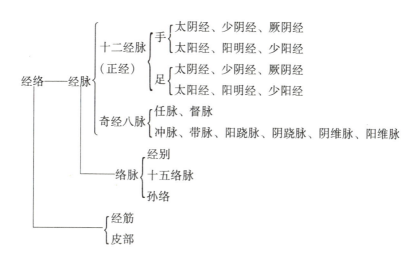

十二经脉是指十二脏腑所属的经脉，是经络系统的主体，故又称为"正经"。十二经脉分为手三阳经、手三阴经、足三阳经和足三阴经，其名称分别为手阳明大肠经、手太阳小肠经，手少阳三焦经、手太阴肺经、手厥阴心包经、手少阴心经、足阳明胃经、足太阳膀胱经、足少阳胆经、足太阴脾经、足少阴肾经，足厥阴肝经。

其中六条阴经连接六脏，六条阳经连接六腑，并分别与各自相表里的脏或腑相互联系。阴经分布在身体内侧或腹面，阳经分布在身体外侧或背面。十二经脉将气血津液等营养物质周流全身，使人体各组织器官，四肢百骸不断地得到营养供应，从而维持身体各种功能活动正常进行。

（1）奇经八脉

奇经八脉是指别道奇行的经脉，包括督脉、任脉、冲脉、带脉、阴维脉、阳维脉、阴跷脉、阳跷脉共8条。这8条经"别道奇行"，但不隶属于十二脏腑，也无相表里的经脉络属，奇经八脉中的任脉和督脉，都有固定的穴位，与十二经脉一起合称为"十四经"，是经络系统的主要部分。

（2）十五络脉

十二经脉和任、督二脉各自别出一络，加上脾之大络，共计15条，称为十五络脉。十二正经的络脉从本经发出，走向相表里的经脉，即阴经的络脉走向阳经，阳经的络脉走向阴经。脾之大络散布胸胁，任脉的络脉散布腹部，督脉的络脉联络足太阳经。

(3) 十二经别

十二经别是十二正经离、合、入、出的别行部分，是正经深入体腔的分支。十二经别汇合成六组，称为"六合"。

(4) 十二经筋

十二经筋是十二经脉的"经气"输布于筋肉骨节的体系，是附属于十二经脉的筋肉系统。

经筋的作用是约束骨骼，屈伸关节，维持人体正常运动功能。

(5) 十二皮部

十二皮部是十二经脉功能活动反映于体表的部位。十二皮部的分布区域是以十二经脉在体表的分布范围而划分的，是居于人体最外层的卫外屏障。

经络的作用

首先，人体的经络联系脏腑、沟通内外。人体的五脏六腑、四肢百骸、五官九窍、皮肉筋骨等组织器官，之所以能保持相对的协调与统一，完成正常的生理活动，是依靠经络系统的联络沟通而实现的。经络中的经脉、经别与奇经八脉、十五络脉，纵横交错，入里出表，通上达下，联系人体各脏腑组织，经筋、皮部联系肢体筋肉皮肤，浮络和孙络联系人体各细微部分。这样，经络将人体联系成了一个有机的整体。经络的联络沟通作用，还反映在经络具有传导功能。体表感受病邪和各种刺激，可传导于脏腑，脏腑的生理功能失常，亦可反映于体表。这些都是经络联络沟通作用的具体表现。

其次，经络具有运行气血、营养全身的作用。《灵枢·本藏》指出："经脉者，所以行血气而营阴阳，濡筋骨，利关节者也。"气血是人体生命活动的物质基础，全身各组织器官只有得到气血的温养和濡润才能完成正常的生理功能。经络是人体气血运行的通道，能将营养物质输布到全身各组织脏器，使脏腑组织得以营养，筋骨得以濡润，关节得以通利。

再次，经络可以抗御病邪、保卫机体。营气行于脉中，卫气行于脉外。经络"行血气"而使营卫之气密布周身，在内和调于五脏，洒陈于六腑，在外抗御病邪，防止内侵。外邪侵犯人体由表及里，先从皮毛开始。卫气充实于络脉，络脉散布于全身而密布于皮部，当外邪侵犯机体时，卫气首当其冲发挥其抗御外邪、保卫机体的屏障作用。如《素问·缪刺论》所说："夫邪客于形也，必先舍于皮毛，留而不去，入舍于孙脉，留而不去，入舍于络脉，留而不去，入舍于经脉，内连五脏，散于肠胃。"

另外，人体在正常状态下，经络的功能与作用是有规律的。掌握了它的规律，观察它的变化，可作为辨证施治的依据。

（1）生理方面

人体脏腑、四肢、百骸、皮毛、肌肉、血脉等组织与器官，都各具有不同的生理功能，它们之所以能够进行有机的整体活动，主要就是依靠经络在其间的密切联系；经络能保持机体的相对平衡与协调。同时，维持机体生命活动的营养物质，必须通过经络的运行，输送到全身各个组织器官，才能使它们进行正常的生理活动。总的来说，它具有流通气血，营养全身，调节机体功能，增强机体防御外邪的作用。

（2）病理方面

十二经脉各和脏腑相连，经脉有病可以传至脏腑，脏腑有病也会反映到经脉上来，经络同疾病的发生和转变有着密切的关系。外邪侵犯人体，经气不能发挥其抗御作用，病邪能够通过经络由体表传入内脏。如感受风寒在表不解，可通过手太阴肺经传入肺脏引起咳喘。反之，内脏发生病变，循经络的通路也会反映到体表上来。如胃病可见齿痛，肝病可见胁痛等，这都是本脏发病在其所属经络循行部位上的反映。

（3）诊断方面

每一经脉都有其所分属的脏和腑，并有各自所循行的部位，又各有其所属的腧穴，不同脏腑的病变可反映在所属经脉的某些穴位上，而具有明显的压痛。如肝炎患者在肝俞穴有压痛，消化道溃疡患者，在脾俞、胃俞等穴位上有反映等。另如头痛，痛在前额部的属阳明经，痛在颈后的属太阳经，痛在两侧的属少阳经。临床依据征候表现，结合经脉的分属部位，进行分析辨证，就可做出正确判断与治疗。

（4）治疗方面

经络在治疗上也有一定的实践意义，如针灸疗法，主要运用针或灸对特定的经络腧穴，给以轻重不同的刺激，既能振奋或抑制脏腑机能，又能调理气血，还可以调节周身各器官之间的平衡，从而达到治疗目的：调动与增强人体的抗病机能，以促进恢复健康。

经络实质与经络现象

关于经络的实质，有人说经络是血管，要不怎么运行气血；有人说是神经，不然怎么传导感觉；还有淋巴说、第三平衡系统说等等，但是没有任何一个假说能够完全解释经络现象，所以经络至今还是一个迷。

有人会问，经络是怎么发现的？经络真的存在吗？对此，下边举几个证据：

(1) 感觉

针灸或者按压穴位的时候，人身体沿着经络的地方会出现酸、胀或者麻的感觉，比如按手臂肘弯下的"麻筋"，手心会有麻的感觉。

(2) 循经皮肤病

一些人的皮肤病不是沿神经也不是沿血管，而是沿经络出现。

(3) 皮肤低电阻

经络走行上的电阻比其他地方低，这种现象不但在人身上有，动物身上也有。

(4) 温度

用热像仪测身体的一些部位，把相近温度的点连起来，结果发现这种高低线是沿着经络走行的。

穴位发展的三个阶段

腧穴的形成和发展共分为三个阶段。

(1) 第一阶段

远古时代，当人体某一部位或脏器发生疾病时，在病痛局部砭刺、叩击、按摩、火灸，发现可减轻或消除病痛，这就是中医理论说的"以痛为输"。这种"以痛为输"所认识的腧穴，是认识腧穴的第一阶段，即无定位，又无定名阶段。

(2) 第二阶段

其后当人们对体表施术部位及其治疗作用的了解逐步深入，积累了较多的经验时，发现有些腧穴有确定的位置和主治的病症，并给予位置的描述和命名，这是腧穴发展的第二阶段，即定位、定名阶段。

(3) 第三阶段

随着对经络以及腧穴主治作用认识的不断深化，古代医家对腧穴的主治作用进行了归类，并与经络相联系，说明腧穴不是体表孤立的点，而是与经络脏腑相通的。通过不断总结，分析归纳，逐步将腧穴分别归属各经。这是腧穴发展的第三阶段，即定位、定名、归经阶段。

《黄帝内经》论及穴名约160个，并有腧穴归经的记载。晋代《针灸甲乙经》记载全身经穴名349个，除论述了腧穴的定位、主治、配伍、操作要领外，还对腧穴的排列顺序进行了整理，为腧穴学理论和临床应用作出了重要贡献。北宋王惟一对腧穴重新进行了考证，撰写了《铜人腧穴针灸图经》，详载了354个腧穴，并铸造铜人两具，铜人外刻经络腧穴，内置脏腑。元代滑寿所著《十四经发挥》记载经穴亦为354个，并将全身经穴按循行顺序排列，称"十四经穴"。明代杨继洲的《针灸大成》记载经穴359个，并列举了辨证选穴的范例，充实了针灸辨证施治的内容。

清代李学川的《针灸逢源》定经穴361个，并沿用至今。2006年12月1日实施的中华人民共和国国家标准《腧穴名称与定位》又将印堂穴归入督脉，使经穴数目增加到362个。

穴位是如何命名的

穴位的名称均有一定的含义，孙思邈在《千金翼方》中指出："凡诸孔穴，名不徒设，皆有深意。"历代医家以穴位所居部位和作用为基础，结合自然界现象和医学理论等，采用取类比象的方法对穴位命名。了解穴位命名的含义，有助于熟悉、记忆穴位的部位和治疗作用。现将穴位名称择要分类说明如下：

- 根据所在部位命名。根据穴位所在人体解剖部位而命名，如腕旁的腕骨、乳下的乳根、面部颧骨下的颧髎、第7颈椎棘突下的大椎等。

- 根据治疗作用命名。根据穴位对某种病证的特殊治疗作用命名，如治目疾的睛明、光明；治水肿的水分、水道；治面瘫的牵正等。

- 利用天体地貌命名。根据自然界的天体名称如日、月、星、辰等和地貌名称如山、陵、丘、墟、溪、谷、沟、泽、池、泉、海、渎等，结合穴位所在部位的形态或气血流注的情况而命名，如日月、上星、太乙、承山、大陵、商丘、丘墟、太溪、合谷、水沟、曲泽、曲池、涌泉、小海、四渎等。
- 参照动植物命名。即根据动植物的名称，以形容穴位所在部位的形象而命名，如伏兔、鱼际、犊鼻、鹤顶、攒竹等。
- 借助建筑物命名。即根据建筑物来形容某些穴位所在部位的形态或作用特点而命名，如天井、印堂、巨阙、脑户、屋翳、膺窗、库房、地仓、气户、梁门等。
- 结合中医学理论命名。即根据腧穴部位或治疗作用，结合阴阳、脏腑、经络、气血等中医学理论命名，如阴陵泉、阳陵泉、心俞、肝俞、三阴交、三阳络、百会、气海、血海、神堂、魄户等。

穴位的命名

天象地理类	以日月星辰命名	如日月、上星、天枢等
	以山谷丘陵命名	如承山、合谷、梁丘、大陵等
	以大小水流命名	如曲池、水泉、后溪、照海、经渠等
	以交通要冲命名	如水道、太冲、内关、关冲等
人事物象类	以动植物名称命名	如鸠尾、伏兔、犊鼻、鱼际、攒竹等
	以建筑居处命名	如曲垣、天窗、地仓、玉堂、内庭、紫宫、库房、梁门、府舍等
	以生活用具命名	如地机、颊车、天鼎、大钟、缺盆等
	以交通要冲命名	如人迎、百会、归来等
形态功能类	以解剖部位命名	如腕骨、大椎、巨骨等
	以脏腑功能命名	如魄户、魂门、意舍、心俞等
	以经络阴阳命名	如三阴交、三阳络、阴陵泉、阳陵泉等
	以穴位作用命名	如承泣、听会、气海、血海、光明、水分、迎香等

穴位的分类

腧穴，是人体脏腑经络中的气血输注到身体表面的特殊部位。腧，原为"输"，从简写成"俞"，是传输、输注的意思，指的是经络气血传输的所在。穴，是孔隙的意思，是人体的经络中气的居所。古代人体的穴位划分为腧穴、经穴、奇穴、阿是穴。

（1）十四经穴

经穴是指归属于十二经脉和任脉、督脉上的腧穴，多次经医家实践检验后被固定下的经典穴位。这一类腧穴，具有主治本经络和所归属脏腑病症的共同作用，因此，归纲于14经脉系统中，简称"经穴"。经穴通常以国际通用的361个为主，是腧穴的主要构成部分。

经穴有两个特征：位于经络上，有固定的标志性位置；有公认的针对性疗效。

（2）奇穴

奇穴又称为"经外奇穴"，是指传统经穴或经典穴位以外的一些穴位。这些穴位有的在经线上，有的不在经线上。但是原始的奇穴是指不在经络上的穴位，故称"经外奇穴"。历代对奇穴记载不一。目前，国家技术监督局批准发布的《经穴部位》，对48个奇穴的部位确定了统一的定位标准。

奇穴主治范围比较单纯，多数对于特定的某些疾病有特殊疗效。

与经穴相比，经外奇穴具有的特点：不在经络线上；对刺激比较敏感；有较好的或特殊的治疗效果。

（3）阿是穴

阿是穴，是指既无固定名称，也没有固定位置，而以压痛点、敏感点为主要特征的穴位，因为随机性较强，数量不固定，又称"天应穴"、"不定穴"、"压痛点"。按摩和压迫这些穴位，也能起到治病、缓解疼痛的目的。

阿是穴在古代的得名，一般认为是医者按压到穴位时，患者会受到酸、麻、胀、困、疼等刺激，发出"啊"的声音而得名。

以痛为腧穴，是古代寻找阿是穴的标准。但是，并非人体的痛点都可以成为穴位，例如，心绞痛是不可以在心脏上针刺的。所以可以理解为在可以刺激（如针刺、艾灸、按摩等）的部位，找到痛点、敏感点就是阿是穴。

腧穴的标准定位

2006年发布的《腧穴名称与定位》，是一种法定腧穴定位标准。腧穴的标准定位可以通过体表标志确定。体表标志是指分布于全身体表的骨性标志和肌性标志，可以分为固定标志、活动标志两类，分述如下：

(1) 固定标志

固定标志定位是指利用五官、毛发、爪甲、乳头、脐窝和骨节凸起、凹陷及肌肉隆起等固定标志取穴的方法。比较明显的标志，如鼻尖取素髎，两眉中间取印堂，两乳中间取膻中，脐旁2寸取天枢，腓骨小头前下缘取阳陵泉等。常用解剖标志的体表定位方法如下：

①第二肋：平胸骨角，或锁骨下触及的肋骨即第2肋。

②第四肋间隙：男性乳头平第4肋间隙。

③第七颈椎棘突：颈后隆起最高且能随头旋转而转动者为第7颈椎棘突。

④第三胸椎棘突：直立、两手下垂时，两侧肩胛冈内侧端连线与后正中线的交点。

⑤第七胸椎棘突：直立、两手下垂时，两肩胛骨下角的水平线与后正中线的交点。

⑥第十二胸椎棘突：直立、两手下垂时，横平两肩胛骨下角与两髂嵴最高点连线的中点。

⑦第四腰椎棘突两髂嵴最高点连线与后正中线的交点。

⑧第二骶椎两髂后上棘连线与后正中线的交点。

⑨骶管裂孔取尾骨上方左右的骶角，与两骶角平齐的后正中线上。

⑩肘横纹与肱骨内上髁、外上髁相平。

(2) 活动标志

活动标志定位是指利用关节、肌肉、皮肤随活动而出现的孔隙、凹陷、皱纹等活动标志来取穴的方法。如耳门、听宫、听会等应张口后在凹陷中取，下关应闭口时，在肌肉隆起处取。又如，曲池宜屈肘，于横纹头处取之；外展上臂时，于肩峰前下方的凹陷中取肩髃；取阳溪时，应将拇指跷起，当拇长、短伸肌腱之间的凹陷中取之；取养老时，应正坐屈肘，掌心向胸，当尺骨小头桡侧骨缝中取之。

腧穴的常见取法

人体腧穴有各自的特定位置，腧穴定位准确与否，直接影响治疗效果。中医学临床常用的腧穴定位与取穴法都是比照"同身寸"而来。"同身寸"是一种比量取穴的方法，不同的人尽管身高、胖瘦各有不同，但相对于单个的人体本身来看，则有其内在必然的比例关系。所以，可以利用患者本人体表的某些部位折定分寸，作为量取穴位的长度单位。需要进一步说明的是，"同身寸"中的"寸"并没有具体数值，在不同的人体上有不同的长度，个子高的较个子矮的人更长。

（1）骨度分寸法

骨度分寸法古称"骨度法"，以骨节为主要标志测量周身各部的大小、长短，并依其尺寸按比例折算作为定穴的标准。请注意，腧穴定位、取法中所谓的"寸"，并不是我们日常用的度量尺寸，而是该穴位所在部位的骨度分寸。现将全身各部的骨度折量寸列表如下：

常见骨度分寸表（正面）

分部	起止点	常用骨度	度量法	说明
头面部	面额角发际（头维）之间	9寸	横寸	确定头部腧穴的横向距离
胸腹部	胸骨上窝（天突）至胸剑联合中点（歧骨）	9寸	直寸	胸部与肋部取穴的直寸，一般根据肋骨计算，每一肋骨折作1寸6分
	胸剑联合中点（歧骨）到脐中	8寸		确定上腹部腧穴的纵向距离
	脐中至耻骨联合上缘（曲骨）	5寸		确定下腹部腧穴的纵向距离
	两乳头之间	8寸	横寸	胸腹部取穴的横寸，可根据两乳头之间的距离折量
	两肩胛骨喙突内侧缘之间	12寸	横寸	确定胸部腧穴的横向距离

续表

分 部	起止点	常用骨度	度量法	说 明
上肢部	腋前、后纹头至肘横纹（平尺骨鹰嘴）	9寸	直寸	手三阴、手三阳经的骨度分寸，用于确定臂部腧穴的纵向距离
	肘横纹（平尺骨鹰嘴）至腕掌（背）侧远端横纹	12寸		
下肢部	耻骨联合上缘至膑底	18寸	直寸	足三阴经的骨度分寸用于确定大腿部腧穴的纵向距离
	膑底至膑尖	2寸		确定小腿内侧部腧穴的纵向距离
	胫骨内髁下缘（阴陵泉）至内踝高点	13寸		
	股骨大转子至腘横纹（平髌尖）	19寸		足三阴经的骨度分寸用于确定大腿前外侧部腧穴的纵向距离
	内踝高点至足底	3寸		确定足内侧部腧穴的纵向距离

常用骨度分寸表（背面）

分 部	起止点	常用骨度	度量法	说 明
头部	耳后两乳突（完骨）之间	9寸	横寸	确定头后部腧穴的横向距离
腰背部	两肩胛骨脊柱缘之间	6寸	横寸	用于腰背部腧穴横向的横向定位
上肢部	腋前、后纹头至肘横纹（平尺骨鹰嘴）	9寸	直寸	手三阴、手三阳经的骨度分寸，用于确定臂部腧穴的纵向距离
	肘横纹（平尺骨鹰嘴）至腕掌（背）侧远端横纹	12寸		

续表

分部	起止点	常用骨度	度量法	说明
下肢部	股骨大转子至腘横纹（平髌尖）	19寸	直寸	足三阴经的骨度分寸用于确定大腿前外部腧穴的纵向距离
	臀沟至腘横纹	14寸		确定大腿后侧部腧穴的纵向距离
	腘横纹（平髌尖）至外踝高点	16寸		确定小腿外侧部腧穴的纵向距离

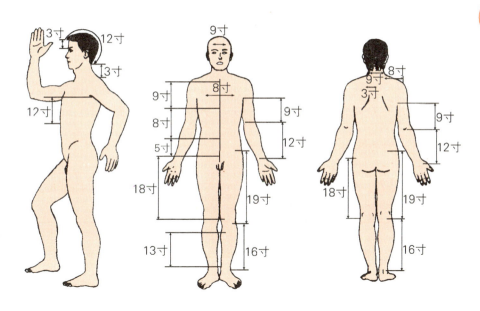

常用骨度分寸表（侧面）

分部	起止点	常用骨度	度量法	说明
头面部	前发际正中至后发际正中	12寸	直寸	确定头部腧穴的纵向定位
	眉间（印堂）至前发际正中	3寸		确定前或后发际及头部腧穴的纵向距离

续表

分部	起止点	常用骨度	度量法	说明
颈部	第7颈椎棘突下（大椎）至后发际正中	3寸	直寸	确定后发际及头部腧穴的纵向距离
胁部	腋窝顶点至第11肋游离端下方（章门）	12寸	直寸	确定胁部腧穴的纵向距离
上肢部	腋前、后纹头至肘横纹（平尺骨鹰嘴）	9寸	直寸	手三阴、手三阳经的骨度分寸，用于确定臂部腧穴的纵向距离
上肢部	肘横纹（平尺骨鹰嘴）至腕掌（背）侧远端横纹	12寸	直寸	手三阴、手三阳经的骨度分寸，用于确定臂部腧穴的纵向距离
下肢部	胫骨内髁下缘（阴陵泉）至内踝高点	13寸	直寸	确定小腿内侧部腧穴的纵向距离
下肢部	内踝高点至足底	3寸	直寸	确定足内侧部腧穴的纵向距离
下肢部	腘横纹（平髌尖）至外踝高点	16寸	直寸	确定小腿外侧部腧穴的纵向距离

（2）手指比量

手指比量是指以患者本人的手指为标准度量取穴，故称为"同身寸"。在实际应用中，往往严格按骨度分寸取穴并不方便，所以我们多采用"同身寸"。请注意，手指寸只是对骨度分寸的一种比拟，当手指寸与体表标志不吻合时，应当优先考虑体表标志定位。

中医学临床取穴有"一横指"、"两横指"、"四横指"，即用横指比拟骨度分寸。一横大拇指作一寸，两横指（食指和中指）作一寸半，四横指（食指至小指）作三寸，古时以四横指为一扶，故又称"一夫法"（此处"夫"通"扶"）。

体表标志和骨度分寸是确定腧穴位置较可靠的方法，手指比量只能是应用以上方法时的一种配合"手法"。应注意，用手指比量时，最好用被取穴者的手指，不宜用取穴者的手指。

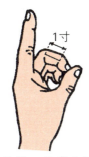 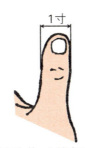 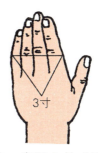

此外，临床上还有一些被称作"简便取穴"的方法，实际上是"手指比量"或"活动标志"取法的综合运用，是一种利用体位姿势和动作进行配合的快速取穴法。常用的简便取穴方法如：两手伸开，于虎口交叉，当食指端处取列缺；半握拳，当中指端所指处取劳宫；两手自然下垂，于中指端处取风市；垂肩屈肘，于平肘尖处取章门；两耳角直上连线中点取百会；等等。请注意，简便取穴法多作为常规取穴法的辅助，当与其他取穴法不吻合时，应当以体表标志为准。

第二节　了解人体的十四经脉

手太阴肺经——感冒咳嗽通肺经

肺位于胸腔，上连喉咙，开窍于鼻，为五脏之一。《医贯》中说道："喉下为肺，两叶白莹，谓之华盖，以复诸脏，虚如蜂巢，下无透窍，故吸之则满，呼之则虚。"肺的功能是主气、司呼吸，通调水道。肺主一身之气，它能够吸入自然界的清气，里面包含有丰富的氧气，供应身体的需要，肺叶的一张一合，在肺内形成压力和负压相互交替，来维持呼吸的正常有序的进行；

经穴保健按摩

"肺为水之上源",肺气充足,维持全身水道畅通,避免水道瘀积的现象。若肺的功能失调,常会出现咳嗽、咳痰、胸闷、气喘、咽喉肿痛、鼻塞等呼吸系统的疾病。

手太阴肺经是一条与呼吸系统关系最为密切的经脉。人体的经脉周而复始、循环无端,是从肺经开始运行,环绕全身。该经属肺,其主要功能是帮助肺气宣发和肃降,调理全身气血的正常运行,是人体重要的经脉。它不仅反应肺脏的疾病和健康状况,而且还能够治疗和保健呼吸系统。手太阴肺经与手阳明大肠经互为表里。

■ 循行路线

手太阴肺经分布于上肢内侧的前缘,从拇指端(少商穴)经大鱼际、前臂内侧桡侧、上臂内侧前缘至腋下连线的区域;有一分支从腕后(列缺)至食指端(商阳)。在体内联系本经之肺脏,以及相表里的大肠,并联系胃。

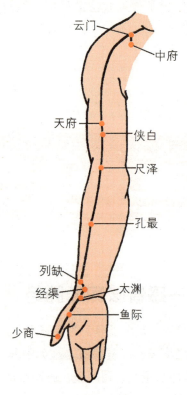

■ 拳打经络

肺经的开穴时间是清晨3:00~5:00，肺为阳中之阴，此时夜晚的阴气逐渐淡去，白天的阳气慢慢生长，当阳气完全战胜了阴气的时候，人就醒来了，天也亮了，肺就处在这个由阴转阳的转换之机，对于人一天的正常活动并有充足的精神起着至关重要的作用。

由于这时候我们的身体正处在熟睡状态，可以选择在刚刚醒来时，或者早、晚各一次拳打肺经，来保健我们的肺脏。肺经走行在臂部内侧的上缘，对其施以摩、擦、推、拍打等手法都可以，此处我们选择对肺经进行摩法操作为例来讲解操作手法：

端坐位，一手臂自然的放于桌上，手掌心向上，手指自然微屈，另一手沿着肺经走行——手臂内侧上缘，作往返的摩法操作，左右交替，反复操作8~10分钟。

该经从心走向手迎着经络的方向施术是补，逆着经络的方向施术是泻，因此从手指向肩臂方向进行操作可以泻肺火，比如咽喉肿痛、口干舌燥等可以采用这种方法，从肩臂向手指方向进行操作可以补肺气，比如身体容易乏力、肺活量不足等采用补法进行操作。

摩法操作简单，被操作部位比较舒适，起热较快，以该经线微微发热或经线上皮肤颜色微微泛红为度，这个度说明了已经调动了肺经的活力，起到了活跃肺经的作用了，即中医所说的"得气"。在施用摩法操作时，要专心致志，心无杂念，仔细体会身体的反应。

本手法不仅能够起到保健肺脏的作用，同时对于肺经线上一些不适，经过长期的坚持，也能够起到治疗作用。另外，在操作的过程中，对于经线上不适的部位可以着重操作，或者适当地延长操作时间。

■ 腧穴歌诀

手太阴肺十一穴，中府云门天府诀，侠白尺泽孔最存，
列缺经渠太渊涉，鱼际少商如韭叶，左右二十二孔穴。

■ 分寸歌诀

太阴中府三肋间，上行云门寸六许，
云在璇玑旁六寸，天府腋下动脉求，
侠白肘上五寸主，尺泽肘中约纹是，

孔最腕上七寸拟，列缺腕上一寸半，
经渠寸口陷中取，太渊掌后横纹头，
鱼际节后散脉里，少商大指端内侧，
鼻衄刺之立时止。

■ 临床主治

肺系疾病：咳嗽、气喘、咽喉肿痛、咳血、胸痛；外经病：肩背痛、肘臂挛痛、手腕痛。

■ 重点穴位

鱼际穴： 位于第1掌骨掌侧中点，赤白肉际肌肉隆起状若鱼形，所以称为鱼际，又称板门，为手太阴肺经之荥穴，清肺热、利咽喉的效果很好，最奇特的是它能治小儿疳积，按揉、点刺放血均可。如果家有小儿不爱吃饭，身体消瘦，不妨一试。

太渊穴： 位于腕掌侧横纹桡侧端，桡动脉搏动处。太，大也；渊，深也。穴当寸口，脉气深入留注所会之处，博大而深，通于百脉，犹水流浚汇也，因此得名太渊。此穴为肺经原穴，调理肺气、止咳化痰、补气效果极佳。如有人总觉得气不够使，有吸不上气的感觉，则宜常点揉此穴。

尺泽穴： 古以腕后至肘为一尺，泽指沼泽，水之聚集也。本穴为肺经合穴，位于肘横纹中、肱二头肌腱桡侧凹陷处。如水入大泽，因此得名尺泽，此穴能调理肺气，清肺利咽、泄毒止痛。如有人肺热咳嗽、咽喉肿痛时可刺激此穴。

孔最穴： 位于前臂掌面桡侧，腕横纹上7寸处。孔，指孔穴，最，聚也，此穴为肺经气血汇聚之处，因此得名孔最。它对头痛、发热无汗和咳嗽气喘治疗效果不错，还能治痔疮，有上述症状者不妨按摩此穴。

少商穴： 位置在拇指桡侧，距爪甲角约0.1寸。少是小的意思；商为五声之一，此穴为手太阴之井，井有脉气初出而微小之象，故名少商。有咽喉肿痛者，用三棱针点刺出血马上见效。经常摩擦、按压此穴，有宣肺、利肺的功效，有助于维持呼吸系统健康。尤其在秋季，经络运行到手太阴肺经，更是进行呼吸系统保健的最佳时机。此外，咳嗽时用力重掐拇指尖端，还能缓解咳嗽症状。

云门穴：两手叉腰立正，在锁骨外侧下方形成的凹陷处即是。按摩此穴对咽喉肿痛、胸痛、咳痰、呼吸困难、发热、四肢酸痛、肩部疼痛、背脊间疼痛皆有疗效。

中府穴：两手叉腰立正，在锁骨外侧下方凹陷处，云门穴直下1寸，距前正中线6寸，平第1肋间隙处即是。中府是手太阴肺经和足太阴脾经的交会穴，有调理肺气，治疗喘咳的功效，可以用来检测肺是否出现疾病。按摩此穴可治疗咳嗽、气喘、支气管炎、肩背疼痛，也可治疗青春痘与脱发。

天府穴：腋前纹头下3寸（4横指），肱二头肌桡侧缘（靠拇指侧）。此穴可治疗鼻血不止、头部充血、眩晕、突然受寒、气喘、前臂桡侧疼痛或麻木。

列缺穴：在前臂内侧前缘，桡骨茎突上方，腕横纹上1.5寸。两手虎口自然平直交叉，食指尽端到达处即是。此穴对面神经麻痹（嘴歪）、头痛、颈项不适、上肢麻痹、手肘无力、掌中热、咳嗽、咳痰、胸闷、咽喉肿痛，鼻疾、齿痛等有效。

手厥阴心包经——失眠多梦找心包经

心包为心外围的包膜，为"心之宫城"，"心者，君主之官"，君主居住于宫城之内，病邪欲侵犯君主之心，必先攻克保护心脏的宫城——心包，所以，心包为代心受邪的脏腑。《黄帝内经》有曰："心者，五脏六腑之大主，精神之所舍，其脏坚固，邪弗能容；诸邪之在于心者，皆在心之包络，包络者，心之主脉也。"故，要治心脏疾病，从心包入手方为得法。

心包经与心包相连，心包与三焦互为表里，它们通过经络相互联系，心包为里，三焦为表，心包经具有协调心脏功能的作用。关于此经的病候记载，《灵枢·经脉》有云："手心热，臂、肘挛急，腋肿；甚则胸胁支满，心中澹澹大动，面赤，目黄，嬉笑不休"。

循行路线

手厥阴心包经分布于上肢内侧中间，即中指末端经掌中、臂内侧两筋之间、上臂内侧中间，至腋下三寸处连线的区域；有一分支在掌中分出，顺无名指出其末端，在体内联系本经之心包，以及相表里的三焦。

经穴保健按摩

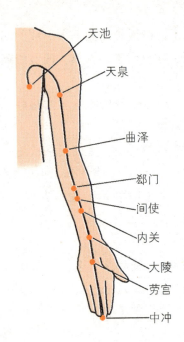

■ 拳打经络

心包经的开穴时间是晚上 19:00~21:00，太阳要落山了，心脏也开始准备休息了，很多心脏不好的人应该选择在这个时候用拳打经络的方法敲打一下心包经。即沿着心包经的走行——从乳房外侧到腋下，沿手臂内侧到中指，反复施用拳打、掌拍、摩、擦等拳打经络类的手法。根据操作部位和个人喜好不同，可以灵活选用手法，以舒适为度。以拳打为例：

端坐位，手臂自然地放于桌上，掌心向上，手指自然微屈，另一手握拳，用拳头的小指侧沿着心包经的循行线反复进行敲打。

操作时，从胸部经腋下向手指的顺序进行操作为补，适合于心悸气短、易受惊吓的心气虚证的患者；从手指向上经腋下到胸部的操作顺序为泻法，适合于胸痛、喘息气粗等心气实的患者。

在施用该类手法时，要保持心无杂念，专心致志于身体的受力部位。一般情况下，左右交替，往返敲打 8~10 分钟，每天晚上 19:00~21:00 操作一次，或者早、晚各一次。

使用拳打经络类的手法对该经进行操作时，可以在疼痛的部位着重进行操作。中医学认为疼痛的原因有"虚"、"实"两种："虚"为气血、津液等营养物质不能濡养局部所致；"实"为气血、津液积聚于局部不得流通，造成拥堵而导致了疼痛。拳打经络类手法的好处是无论虚实都能使用，每天坚持几分钟，让您离健康更近一点。

■ 腧穴歌诀

心包九穴天池近，天泉曲泽郄门认，
间使内关逾大陵，劳宫中冲中指尽。

■ 分寸歌诀

心络起自天池间，乳后傍一腋下三，
天泉绕腋下二寸，曲泽屈肘陷中参，
郄门去腕后五寸，间使腕后三寸然，
内关去腕后二寸，大陵掌后横纹间，
劳宫屈拳名指取，中指之末中冲端。

■ 临床主治

心胸病：心痛，心悸，心烦，胸闷，胸痛；
神志病：不寐，多梦，癫痫，小儿高热惊厥；
外经病：肘臂痛，掌心热。

■ 重点穴位

曲泽穴：肘微屈，肘横纹中间，是心包经的合穴，心包经气血在此会合，能散热降浊气，直通心包。此穴可治疗心痛、心悸等心脏类疾病，还能除烦降腻，治疗胃痛、呕吐等胃系病症。

内关穴：腕横纹上2寸，属于心包经络穴，是八脉交会穴之一，能宽胸宁神，和胃止痛，除烦。此穴是调节心率的重要穴位，如果有人总觉得心脏跳动过快或过慢、失眠、压力过大，可以按摩这个穴位；晕车的朋友按摩该穴位可以止晕、止吐。

郄门穴：在前臂掌侧，曲泽与大陵的连线上，腕横纹上5寸。这是个急救穴，能宽胸安神，清营凉血，防心绞痛。此穴是心包经的郄穴，郄穴是孔隙的意思，能聚集气血，临床上常用于急救。

间使穴：腕横纹上3寸，是心包经经穴，能养心安神，宽胸化痰，开窍启闭，治疗热性病效果很好。有胃热呕吐者可以尝试按摩一下，另外，按摩此穴对冠心病也有很明显的改善作用。

大陵穴：腕横纹中央，心包经腧穴，也是原穴，能清心宁神，和胃宽胸，是治疗口臭的要穴。按摩此穴可治疗老年人的足跟痛，还可改善心脏功能，一举多得，老年人不妨一试。

劳宫穴：握拳，中指尖下就是此穴，心包经荥穴。此穴就是劳累以后到宫殿里去休息之意，能清心化痰，凉营醒神。没事搓搓手心对心脏病有辅助治疗作用，还能使人放松；如果精神过度紧张或演讲紧张，都可以搓搓手心，让自己的心神安定下来。此穴还能降血压，患有高血压且情绪易激动者，尤其适合按揉此穴。

中冲穴：此穴为心包经的终端，位于中指末端，能清心除热。指压中冲穴可以用于心绞痛的应急治疗。此外，持续刺激指尖5分钟，便可以明显改善失眠状况，但掐中冲穴比较痛，不适合小儿。

手少阴心经——心痛、咽干找心经

明代著名的医学家张介宾在他的著作《类经》中这样描述心脏："心者，君主之官，神明出焉。心为一身之君主，禀虚灵而含造化，具一理而应万机，脏腑百骸，唯所是命，聪明智慧；莫不由之，故曰神明出焉。"恰如其分地说明了心的生理功能。心脏是人体的君主，主宰人体的各项生理功能，五脏六腑都唯心命是遵。这些说法看似不合情理，其实事实就是如此，用现代医学来解释也是行得通的。心脏是运行血液的器官，人体各部器官组织若要正常发挥作用，必须要有心脏来供给血液。如果心脏不能及时地供给各个脏腑器官血液，那么它们的生理功能势必会受到影响，严重者会丧失生理功能。所以古人说"心者，五脏六腑之大主也"，或者说"主不明则十二官危"，这是非常智慧的说法。

心主血脉，心藏神。如果心脏出现了问题，会表现为血脉运行不畅，胸痛和神志出现异常。

■ 循行路线

手少阴心经分布于上肢内侧后缘，从小指端、沿指掌内侧后缘、经掌后锐骨端、上肢内侧后缘、腋下连线的区域；在体内联系本经之心脏，以及相表里的小肠，还联系肺。有一分支从心系上行，夹咽旁，连接目系。

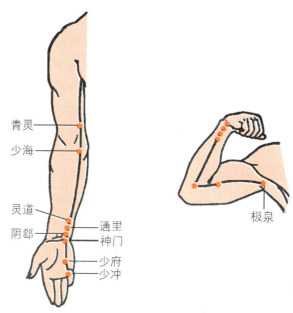

拳打经络

心经的穴位在中午11:00~13:00开穴，此时是一天中阳光最为充足的时候，故而也是全身气血流通最为顺畅的时候，按照一日分为四时，此时是一日中的夏季，夏季属心。此时对心经施用拳打经络类的手法，可以促进心经气血、津液的运行，对于一些心脏病能收到很好地预防和治疗效果。

心经的走行线是从腋窝顶点沿着臂部内侧的后缘走向小指内侧，在该经线上进行拍打、抹、擦等拳打经络类的手法操作时，根据部位以及个人喜好，选择合适的手法，以感觉舒适为度。下面以拿法为例进行介绍：

端坐位，一手臂自然伸直，掌心向上，手指自然弯曲，另一手以拇指在上，其余四指在下，对心经走行线——手臂内侧的后缘，作往返的拿法操作，左右交替，反复操作8~10分钟。

该经从胸走手，故而从腋窝向手指的方向进行操作为补法，主要适用于心气虚的患者，比如心悸、怔忡，动则气喘且喘息微弱，有时伴有胸痛隐隐等，从手指向腋窝的方向进行操作为泻法，主要适用于心气实的患者，症状表现为心悸，胸闷气喘且喘息气粗、胸痛较剧等。

拿法的力度要拿捏得当，以舒适或微有痛感而能忍受为度，拿至心经经线上的肌肉明显变软或微微发热为度，此为"得气"。在施用拿法时，要保持心无杂念，最好能够闭眼操作——闭目以养神，以达到心身通调的效果。

进行拿法操作时，若发现某些部位的酸麻胀痛感较其他部位明显的"痛点"，可以加重力度或者延长在该部位施用手法的时间。痛点多是病灶点，是疾病在经脉线的反应点，对痛点进行手法操作，不但能达到缓解疼痛的作用，还能调节该经的虚实归于平衡，还您一个强壮有力的心脏！

■ 腧穴歌诀

九穴午时手少阴，极泉青灵少海深，
灵道通里阴郄邃，神门少府少冲寻。

■ 分寸歌诀

少阴心起极泉中，腋下筋间动引胸，
青灵肘上三寸觅，少海屈肘横纹头，
灵道掌后一寸半，通里腕后一寸同，
阴郄去腕五分的，神门掌后锐骨逢，
少府小指本节末，小指内侧是少冲。

■ 临床主治

心、胸、神志及经脉循行部位的其他疾病。

■ 重点穴位

极泉穴：位于上臂外展，腋窝正中，脉搏动处。此穴能宽胸宁神，治疗心悸气短，还能为心经传输血液。如果一个人突然供血不足，出现头晕、心悸等症状，可以按极泉穴，血液会迅速地供给心脏，症状会立刻好转。另外，此穴还是针刺麻醉要穴。

少海穴：屈肘，在肘横纹内端与肱骨内上髁连线中点取穴，是心经的合穴，即少海穴。此穴能运化心血，宁心安神，治疗心神疾病，还与肾相通，是一个调节心肾的重要穴位。

灵道穴：腕横纹上1.5寸，能宽胸理气，降浊升清，宁心安神。按摩此穴有防心脏早搏，辅助治疗慢性心脏病的作用；还能平静心神，治疗心跳过速。

通里穴：腕横纹上1寸，心经络穴，能沟通心肾，开窍利咽。语言不利的人可尝试按摩此穴。

阴郄穴：腕横纹上0.5寸，心经郄穴，能生发心气，宁心潜阳，凉血安神，是治疗吐血的特效穴。心烦急躁的人常按此穴，可预防脑出血。

神门穴：位于腕部，腕掌侧横纹尺侧端，尺侧腕屈肌腱的桡侧凹陷处。是心经腧穴、原穴，能补益心气，宁心安神，是治疗心神疾病非常重要的穴位。常按摩此穴可以安定心神、改善睡眠，还能增强胃动力，防治便秘，并可预防老年痴呆，治疗晕车、高血压等症。

少府穴：在手掌面第4、5掌骨之间，握拳时，当小指尖处，心经荥穴，能发散心火，宁心安神，是治疗先天性心脏病的要穴。另外，如果舌尖起泡（有心火），按摩这个穴位有奇效。

手阳明大肠经——疼痛、肿胀找大肠经

大肠，上接小肠，下通肛门，为六腑之一，功能是传送糟粕，排泄大便。大肠就像食物的垃圾处理厂一样，我们吃进去的食物，经过胃和小肠的长途跋涉，剩下的食物残渣最终来到大肠。大肠的功能是吸收食物残渣中的水分，使其变成粪便最终排出体外。《黄帝内经》中说过"大肠者，传导之官，变化出焉"，就是说，大肠是负责传导食物残渣，并把它变成粪便排出体外的器官。大肠的这些功能不会让我们一吃东西就想上厕所，因为食物残渣可以在大肠中储存一段时间。

如果大肠失职了，会出现哪些问题呢？一是食物残渣没有被成功处理而排出体外——造成拉肚子；二是粪便在大肠内停留时间太久，其中的水分被大肠吸收，就更加难以排出体外造成便秘——这是导致痔疮的罪魁祸首，秘结的大便产生的毒素能够加速衰老，是美丽的杀手。所以大肠经健康，就能"轻松保持您的美丽容颜"了。大肠主津，有关津液方面出现的病症，也可归本经治疗：例如津液缺乏引起的眼睛昏黄、口燥咽干、咽喉肿痛，或者津液过多引起的鼻塞流涕、鼻出血等津液病。根据经脉的走行，经脉异常变动，会引起下牙齿疼痛、颈部肿胀以及肩峰（肩部最高点）前方的疼痛、食指疼

痛难以屈伸等症状。该经经气有余,则经脉所过之处发热、肿胀;经气虚,则经脉所过就会出现发冷、战栗而不暖。

既然大肠经出现问题,会导致那么多伤害人体的疾病,那么为了保护好我们的大肠,下面就让我们来认真研究一下大肠经,到底大肠经是如何走行的,大肠经上又有哪些穴位呢?

■ 循行路线

手阳明大肠经分布于上肢外侧前缘,从食指末端(商阳)、沿食指桡侧、经第一和第二掌骨之间、两筋之间、上肢外侧前缘、经肩峰前边到项部(大椎)、再至锁骨上窝入胸中连线的区域;有一分支从锁骨上窝上颈、穿颊、入下齿龈、还出夹口旁、经鼻唇沟(人中)至对侧鼻孔旁。在体内联系本经之大肠,以及相表里的肺。

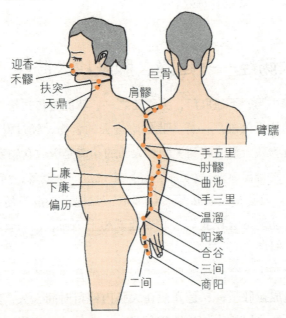

■ 拳打经络

大肠经的开穴时间是在早上5:00~7:00,这就是为什么人们一到这个时间,就会上厕所排大便的原因。此时大肠经气血最为充足,推动有力,排除了上一天积攒在体内的糟粕,以便轻松地开始新的一天。对大肠经进行诸如拳打、掌拍、推、拿等拳打经络类的手法操作时,最好选择在这个时间段,具体操作手法，可以根据操作部位以及个人喜好灵活选用，这里以掌拍法为例进行介绍：

手臂自然弯曲放于胸前，掌心向胸，另一手以手掌沿着阳明经走行线——臂部外侧面上缘到肩部，实施掌拍，往返操作，左右手交替进行，反复操作8～10分钟，每天早上5：00～7：00操作一次，或者早晚各一次。

该经从手走向头，按照从手指向肩臂部的方向进行操作为补法，反之为泻法。在该经上的操作大多用泻法，因为阳明"多气多血"，由于该经气与血俱足，容易化火伤津而导致便秘，采用泻法操作可以去除该经之火气，达到润肠通便、排毒的功效。有时也可用补法操作，比如拉肚子，是由于大肠难以收摄所致，采用补法操作可以帮助大肠止泻。

使用掌拍法进行操作时，拍至经线上皮肤发热或皮肤微微潮红为度，此便为大肠经"得气"的迹象。在颈、面部的经线上进行操作手法宜轻。操作时，要排除杂念，用心体会大肠经线上的感觉。

在经线上不舒适的部位应进行着重操作，并适当延长在该部位的操作时间。每天早起拍一拍，不但保健您的大肠，还能有效缓解大肠经线上的一些您尚未察觉的病灶。

■ 腧穴歌诀

手阳明穴起商阳，二间三间合谷藏，
阳溪偏历温溜长，下廉上廉手三里，
曲池肘髎五里近，臂臑肩髃巨骨当，
天鼎扶突禾髎接，鼻旁五分号迎香。

■ 分寸歌诀

商阳食指内侧边，二间来寻本节前，三间节后陷中取，
合谷虎口歧骨间，阳溪上侧腕中是，偏历腕后三寸安，
温溜腕后去五寸，池前四寸下廉看，池前三寸上廉中，
池前二寸三里逢，曲池曲肘纹头尽，肘髎上臑外廉近，
大筋中央寻五里，肘上三寸寻五里，肘上三寸行向里，
臂臑肘上七寸量，肩髃肩端举臂取，巨骨肩尖端上行，
天鼎扶下一寸真，扶突人迎后寸五，禾髎水沟旁五分，
迎香禾髎上一寸，大肠经穴自分明。

经穴保健按摩

■ 临床主治

齿痛，咽喉肿痛，鼻衄，流清涕，颈肿，口干，肩前及上肢伸侧前缘疼痛，大指或次指疼痛、麻木、屈伸不利，腹痛，肠鸣，大便泄泻或大便秘结。

■ 重点穴位

商阳穴：位于食指指甲盖外侧，用指甲掐就可以找到。它是大肠经体内经脉气血向体表经脉运行的出口，经常按揉可以调节便秘。晕倒的人掐按则有复苏之效。

三间穴：承担大肠经气血物质的传输作用，是大肠经的俞穴，位于食指近拇指侧根部，第2掌指关节后。此穴最大的特点就是位置好找，按摩方便，随时都可以操作。此穴有消炎、止痛、抗过敏的功效，可作为日常的保健穴，常揉多按，效果甚佳。

合谷穴：别名虎口，位于手背第1，2掌骨间，第2掌骨桡侧中点处，大肠经气血会聚于此，为强壮穴、止痛穴、急救穴，有养阳、生津、通腑、退热，消炎等作用，还有健脾胃的作用。只要按摩合谷穴，就可以使合谷穴所属的大肠经经脉循行之处的组织和器官疾病减轻或消除，如治疗痔疮发作、缓解下齿痛、救治晕厥等。所以我们说它是大肠经送给人体最好的礼物。尽管按压合谷穴的好处很多，但是需要注意，孕妇不宜按摩合谷穴，更不要针灸，医药文献记载针刺合谷穴有可能会导致流产。

阳溪穴：翘起拇指，拇指根与背腕之间有一凹陷，凹陷处即为此穴。此穴最善缓解头痛及眼痛酸胀，但若用按摩法，一定要闭目，掐按一分钟才能有效。此穴名为阳溪，意指阳气像溪水般周流不止，所以此穴最善通经活络。经常按摩，并配合金鸡独立，可以有效防止脑卒中和高烧不退等。

温溜穴：侧腕屈肘，在阳溪与曲池的连线上，阳溪上5寸处取穴。大肠经的阳热经气在此聚集并缓慢蒸散，常按摩可补阳气，使人感觉温暖。长痘痘的人可以揉此穴，效果很好。

曲池穴：此穴为大肠经经气最强盛之穴，是大肠经合穴，位于肘横纹端点处，有降血压、治疗皮肤病及通便的作用。大肠经和肺经的关系非常密切，若肺机能不好，皮肤就会苍白干燥、失去光泽。按揉此穴能够促进血液循环，排除毒素。

迎香穴：在鼻翼外缘中点旁，在唇沟中。用食指指腹轻轻按压迎香穴对大肠健康有益，便秘或腹泻时按压此处也可改善症状。此穴还有通鼻窍、治鼻炎、预防感冒的作用。

手少阳三焦经——耳病、咽病找三焦经

三焦，对于这个名词，没学过中医的人大都会感到陌生，其实这也是在中医界比较复杂的一个问题。中医讲各个脏腑时，注重的不是它的解剖位置，而是它的功能，对于三焦的位置存在各种不同的争议，但是对于三焦的功能，中医界人士却是达成了共识的。那么三焦是什么呢？

《难经》中说："三焦者，原气之别使也，主通行原气，历经于五脏六腑"，现今对三焦的认识也是基于此的。三焦中通行的元气走遍五脏六腑，可见三焦对于五脏六腑的重要性了。也就是说，三焦的功能出现异常，那么元气就没有了进入五脏六腑的通道，五脏六腑的功能都会受到影响。三焦对于整个人体的重要性自然不言而喻。

三焦还能"运行水液"，《黄帝内经》中曰："三焦者，决渎之官，水道出焉。"三焦就像人体的水利枢纽一样，其对于人体的重要性，就像三峡水电站对于我国南方的重要性一样，起到疏通水道的作用，把人体的水液合理分配入各个脏腑组织器官，保证各个职能部门的正常运行。

三焦对于人体如此重要，那么如果三焦经出现了问题，都会有什么表现呢？三焦经又被称为"耳脉"，是耳朵的守护者，除此之外，三焦经出现问题，还表现为头部、眼睛、面颊、侧胸腹部不适和热病，以及其经脉循行在线的其他疾病。

循行路线

手少阳三焦经分布于上肢外侧中间至目外眦，即无名指端、经第四第五指缝、沿前臂外侧中间、通过肘尖、上臂外侧中间、经肩部、至锁骨上窝入胸中连线的区域；一支从膻中向上过锁骨上窝、经项、上绕耳后到耳上角、向下过颊部至颧部；另一支从耳后入耳中、出耳前、经过上关（颧弓上缘）至目外眦。在体内联系本经之三焦，以及相表里的心包。

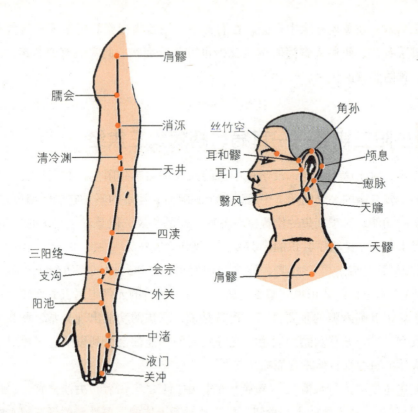

拳打经络

三焦经的开穴时间是在夜里21:00~23:00，忙碌了一天的身体将要休息了，人体的气血津液此时在三焦经开始变得最为充足，为了濡养浸润在上、中、下三焦中的各脏腑组织器官，从而加强对劳累了一天的身体的修复功能，并做好休息的准备，以更好地为第二天备战。此时，沿着三焦经的经脉线做拳打经络类的手法，是保健三焦的最佳时机。根据操作部位和个人喜好，可以灵活选用拍、擦、抹、揉等不同手法。我们以擦法为例进行介绍操作手法：

手臂弯曲，掌心向着头面部，另一手沿着三焦经的经线——手臂外侧面正中，做往返擦法数遍，左右手交替进行，反复操作8~10分钟，每天21:00~23:00操作一次，或者早、晚各一次。

对该经进行操作是从手指向头面方向的操作为补，反之为泻。三焦主气化，即三焦通过气化功能推动各个脏腑组织器官功能的正常运行。擦法通过摩擦起热的作用，产热后增强三焦的气化功能，从而达到预防三焦气化功能失调，保健各脏腑组织器官的作用。

进行擦法操作时，以三焦经线上的皮肤微微发红或者微发热为度，此即为三焦经"得气"的现象。

在进行擦法操作时，在三焦经不舒服的位置可以着重进行操作并适当延长操作时间，注意不可擦破皮肤。对头面部的三焦经线进行擦法操作时，食指在耳后，中指在耳前夹着耳根进行来回擦法，以发热为度。

■ 腧穴歌诀

手少三焦所从经，二十三穴起关冲，液门中渚阳池历，外关支沟会宗逢，
三阳络入四渎内，注于天井清冷中，消泺臑会肩髎穴，天髎天牖经翳风，
瘛脉颅息角耳门，禾髎上行丝竹空。

■ 分寸歌诀

无名指外端关冲，液门小次指陷中，中渚液门上一寸，阳池腕表陷中从，
外关腕后二寸取，腕后三寸支沟容，支沟横外取会宗，空中一寸用心攻，
腕后四寸三阳络，四渎肘前五寸着，天井肘外大骨后，骨䑁中间一寸摸，
肘后二寸清冷渊，肘后五寸是消泺，臑会肩前三寸量，肩髎臑上陷中央，
天髎巨骨陷内取，天牖天容之后旁，翳风耳后尖角陷，瘛脉耳后鸡足张，
颅息亦在青络上，角孙耳郭上中央，耳门耳缺前起肉，和髎耳前锐发乡，
欲知丝竹空何在，眉梢陷中不须量。

■ 临床主治

主治头侧、耳、目、咽喉、胸胁部疾病和热病，如偏头痛、胁肋痛、耳鸣、耳聋、目痛、咽喉及经脉循行部位的病变。

■ 重点穴位

关冲穴：位于手第4指尺侧，距指甲角0.1寸处，三焦经井穴。能清心开窍、泻热解表，善治热病及五官病，对咽喉痛、中暑昏厥效果显著。

中渚穴：位于手背，无名指掌指关节后方，第4、5掌骨间凹陷中，三焦经腧穴，能清头目、散风热、疏经络、活气血，善治热性及五官病。按摩此穴对肩背痛、急性腰扭伤有特效，小指麻木、屈伸不利或小腿抽筋，掐按此穴也可缓解。

液门穴：手背部第4、5指之间，指蹼缘后方赤白肉际处。按摩此穴对落枕、牙痛效果好，有上述病症的人可以尝试在此穴处掐按。

阳池穴：位于腕背横纹中，指总伸肌腱尺侧缘凹陷中，三焦经原穴，能疏经散火，聪耳利咽，对目赤肿痛、耳聋、咽喉肿痛效果好。按摩阳池穴还能提升体内阳气，治手足厥冷。

外关穴：位于阳池与肘尖的连线上，桡骨与尺骨之间，腕背横纹上2寸。此穴为三焦经的络穴，还是八脉交会穴之一，能散风清热，通经聪耳，对耳聋，耳鸣效果显著，还可治便秘、感冒等病症。

支沟穴：支沟位于手臂的外侧，当手背朝上时，腕关节背侧的横纹上三寸，三焦经的经穴，可以疏经利肺。按揉此穴能治疗便秘、两肋痛、耳鸣、耳聋等，是治疗便秘及胁肋疾病的要穴（胁肋支沟取，心胸内关谋，两臂曲池妙，两腿阳陵收）。

肩髎穴：位于肩关节的后方，当胳膊向外展开时，在肩部前后各有一个小窝，后面那个就是该穴的位置。按摩此穴能治疗肩痛、肩臂不举，是治疗肩周炎的必选穴。

翳风穴：位于耳垂后方，在乳突与下颌角之间的凹陷中。翳有"遮盖、掩盖"的意思，顾名思义，翳风能祛风活络，善治一切风疾。自己坚持按揉翳风穴可以增强身体对外感风寒的抵抗力。治疗面瘫时，翳风也是一个非常重要的穴位。

耳门穴：耳门穴就在我们所说的"耳朵眼"前面，张嘴时在耳朵前方摸到一个凹陷，就是耳门穴的位置。按摩此穴能聪耳开窍，治疗各种耳病，如耳鸣、耳聋等，还可治牙痛。在耳门三穴处上下推摩可以很好地防治上述疾病。

丝竹空穴：位于眉梢凹陷处，正好在我们长鱼尾纹的地方，是三焦经的终点穴。此穴能清火明目，散风止痛，常按可治头痛，目赤肿痛，还可以防止长斑和减少鱼尾纹，是爱美的女士朋友们的福音穴。

四渎穴：在前臂背侧，腕背横纹上7寸，尺骨与桡骨之间。肘关节屈曲，手放在同侧肩膀上，从肘尖向腕部方向5寸即是。按揉此穴可消除肩背痛、肘或前臂疼痛、麻木，改善耳聋、耳鸣、牙痛及偏头痛、神经衰弱、突发性失语、咽喉肿痛等病症。

天井穴：曲肘，从肘尖往腋窝方向滑动，肘尖上方、上臂外侧1寸处有一凹陷即是，是颈肩臂痛特效穴。可治疗手臂酸痛、肘关节痛"五十肩"、颈痛。对耳鸣、耳聋、偏头痛、咽喉痛、胸痛气闷、癫痫也有一定效果。

角孙穴：将耳朵以盖住耳洞的方式往前弯曲时，耳尖所接触的头侧部位。按之，上下滑动，有凹陷感。主要用于治疗眼睛、耳朵、牙齿的疾病。对于偏头痛、眼睛发炎、耳鸣、中耳炎、蛀牙、牙周病，也有不错的效果。如果患有晕眩，或晕车、头痛、头重等症状，也可按摩角孙穴加以改善。

手太阳小肠经——吸收障碍找小肠经

小肠就如同筛网一样，在人体中起到过滤的作用，从胃部下来的食物清浊混杂，到达小肠这个筛网经过过滤后，把清澈的津液以及有用的营养物质过滤出来，吸收后随血液流遍全身，以营养各个脏腑器官；过滤掉的杂质及糟粕物质就被顺流而下带到大肠等待排出体外。

我们吃进去的食物并不全是对人体有利的，所以人体才需要小肠这个筛网帮助过滤，一旦筛网出现问题，过滤的功能受到影响，就会影响人体对营养物质的吸收。如果筛网把脏东西也留了下来，那就污染了全身的内环境，导致疾病；如果筛网把干净的东西也过滤掉了，那么我们吃进去的营养物质就会丢失，不能营养其他的脏腑器官，也会导致疾病。假如没有小肠这个筛网，人体岂不是污浊不堪，生命怎么还能继续？既然小肠对于我们如此重要，那么人体的小肠经是如何循行的呢？其上的各个穴位又都有什么作用呢？下面我们将逐步揭开小肠经神秘的面纱。

循行路线

手太阳小肠经分布于上肢外侧后缘至目内眦，即小指端、沿手掌外侧、经尺骨小头、前臂外侧后缘、肘部两筋之间、上臂外侧后缘、肩关节、肩胛骨、至锁骨上窝入胸中连线的区域；一条分支从锁骨上窝上颈、经面颊和目外眦、至耳中；另一支从颊上经颧骨、鼻旁、至目内眦。在体内联系本经之小肠，以及相表里的心，还联系胃。

经穴保健按摩

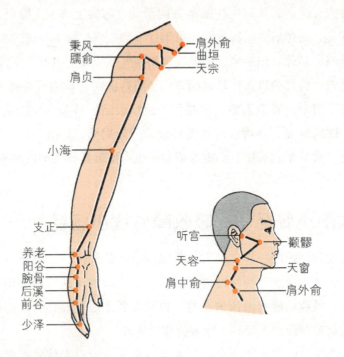

■ 拳打经络

小肠经的开穴时间是在中午13:00～15:00,此时,小肠经内的气血津液最为充足,小肠的消化吸收功能也是一天中最强的时候。选择在这个时间对小肠经施以拳打、掌拍、推、擦等拳打经络类的手法,是保健小肠经和小肠的最佳时期。小肠经经络走行是：沿着手臂外侧面后缘走行,在肩后部曲折蜿蜒后上颈面部。对小肠经的操作手法,可以根据个人喜好灵活选用,主要目的是方便操作,且能收到应有的效果就行。我们以捏法为例来介绍对小肠经的手法操作：

端坐位,手臂弯曲放于胸前,掌心向胸,另一手用捏法沿着小肠经——手臂外侧后缘,进行操作,往返操作,双手交替进行,每次反复操作8～10分钟,中午13:00～15:00操作一次。

对小肠经进行操作时,从手向臂部的操作为补法,适用于小肠经气虚证,诸如耳鸣如蝉、牙齿隐隐作痛、眼睛干涩等,这些症状为小肠经气虚;小肠津液不能濡养头面部器官所致,反之,从臂部向手的操作方向为泻法,适用于小肠经气实证,如耳内暴鸣、咽喉疼痛难忍等,这些症状为小肠经气实,经火上炎所致。

对小肠经的捏法操作，要注意"得气"的感觉，捏时，要排除一切干扰，心无杂念，细心体会小肠经上的感觉。通常以小肠经上的肌肉变得松软，或者经线上有热感为度。

在操作过程中，在疼痛不适的部位加强操作力度，以稍感疼痛而能忍受为佳，并可以适当延长操作时间。在肩背部的经线不方便自己操作，可请他人代劳或用按摩锤进行锤打。按摩锤由于其杠杆作用的原理，是一种既省力又容易达到所需力度的有效方法，按摩锤进行敲打时以微有疼痛感但容易忍受为佳。长期坚持对小肠经的保健操作，让您轻松拥有健康的消化吸收功能。

■ **腧穴歌诀**

手太阳经小肠穴，少泽先于小指设，前谷后溪腕骨间，阳谷须同养老列，
支正小海上肩贞，臑俞天宗秉风合，曲垣肩外复肩中，天窗循次上天容，
此经穴数一十九，还有颧髎入听宫。

■ **分寸歌诀**

小指端外为少泽，前谷外侧节前觅，节后握拳取后溪，腕骨腕前骨陷侧。
阳谷锐骨下陷讨，腕上一寸名养老，支正腕上五寸量，小海肘端五分好，
肩贞肩端后陷中，臑俞肩臑骨陷考。天宗肩骨下陷中，秉风肩上小髃空，
曲垣肩臑中曲陷，外俞臑上一寸从。中俞二寸大椎旁，天窗曲颊动陷详，
天容耳下曲颊后，颧髎面上锐骨量，听宫耳中珠子上，此为小肠手太阳。

■ **临床主治**

本经主治头项、五官病症、热病、神志疾患及本经循行部位的其他疾病。

■ **重点穴位**

少泽穴：小指尺侧指甲角旁约0.1寸，手太阴小肠经的井穴，这个穴位能清心泻热，治疗咽喉疼、牙龈肿痛，只要放出一滴血，就会立刻见效。经常按摩还可以保健乳房。

后溪穴：在手掌小指侧，微握拳，在小指近手掌那节（第5掌指关节）后的远侧掌横纹头赤白肉际处，即手掌和手背交界的地方，手的外侧方。这是个非常重要的穴位，不仅是小肠经的腧穴，还是八脉交会穴，与督脉相通，能解表清热，通阳舒筋。此穴可以治疗腰痛、腰椎间盘突出、肩膀痛，是颈肩痛的首选穴。落枕时揉按此穴止痛效果明显。此穴还是治急性腰扭伤和肘

臂痉挛的特效穴。

养老穴： 取穴时以掌心对着自己的胸部，当尺骨茎突桡侧缘凹缘中，小臂内旋则找到这个穴位，为小肠经"郄穴"。顾名思义，这个穴位就是能让老人强身保健的穴位。常按揉对老年人的眼花耳聋有很好的预防作用，还可蓄元气、调精神、梳理气机、止肩肘痛。

支正穴： 掌心对胸，腕横纹上5寸。此穴为小肠经的络穴，能沟通心经与小肠经的气血，解表通经，舒肝宁神。此穴可治头项强痛，还能治疗瘊子、扁平疣类的赘生物。

小海穴： 位于肘关节外侧。取穴时屈肘抬臂位，在尺骨鹰嘴与肱肌内上髁之间取穴，我们通常说的麻筋就在此处经过。按摩此处可以改善肢体麻木，肠胃功能不好的朋友也可以应用此穴。

肩贞穴： 位于肩关节的后面，自然下垂手臂时，手贴近身体，在腋后线头向上一寸（同身寸）处。操作时胳膊稍向上抬起，另一手从腋下穿过向上，用中指点揉，或者另一手从前面经过，手掌掌根放在肩关节的正上方，中指到达的地方。此穴是治疗肩周炎的要穴，按摩此处能起到舒筋活络、散结止痛的作用。

天宗穴： 位于肩胛骨冈下窝的中央，能活络宽胸，也是治疗肩周炎的要穴。按揉此穴可以放松整个肩部的肌肉，对长期伏案工作的人是再适合不过了，另外还能治疗乳痈，与少泽穴同为保健乳房的要穴。

听宫穴： 位于耳屏前，张口凹陷处，此穴可宣窍聪耳，治疗耳鸣耳聋、中耳炎等耳部疾病，常掉下巴者也可揉按此穴预防和治疗，效果不错。

足 太阴脾经——疲劳透支找脾经

脾脏，位于胃的左下，人体的左侧。中医所说的"脾"与西医所说的"脾"意义相差很大。中医认为，脾主统血、主运化。脾能够统摄全身的血液，使血液行其道——行于动、静脉血管内，而不致血液溢出脉管外；脾能够运化水谷精微，协助胃，促进胃的消化功能，并把消化后的食物输布到全身。脾脏功能失调，就会出现紫癜（血液溢出血管外）、血虚、腹胀、腹泻、营养不良、水肿等病症。

脾与胃通过经络相互联系，构成表里关系，脾经为里，胃经为表。脾经属于脾，能够协调脾的功能，主治脾脏以及脾功能失调引起的疾病。

■ 循行路线

足太阴脾经分布于下肢内前缘，即足拇指端、沿足内侧赤白肉际、经内踝前、胫骨后缘，在内踝上八寸处向前交叉足厥阴经而分布于下肢内侧的前缘至腹部连线的区域；在体内联系本经之脾，以及相表里的胃，经咽旁、至舌根部、散于舌下；一分支从胃部过膈肌至心中。

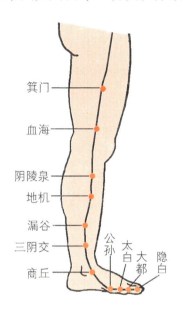
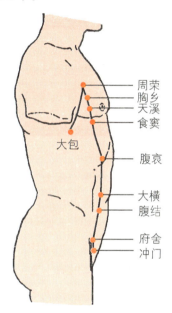

■ 拳打经络

脾经的开穴时间是在夜里21:00~23:00，此时全身的气血津液开始灌注于脾经，脾经的功能达到了一天中最强的时候，此时沿着脾经走行线做一些拳打经络类的手法，不但能增强脾脏的功能，还能对脾经络线上的不适起到预防和治疗作用。可以根据操作部位和个人喜好选择方便的手法进行操作，我们以摩法为例给大家介绍：

坐位屈膝（可以坐在瑜伽垫上），脚后跟与臀部在同一水平位，对脾经进行摩法操作时，胸腹部的脾经走行线用同侧的手掌进行摩法操作，腿部的脾经走行线以对侧手掌进行操作，沿着经脉线，往返反复操作，一般每次8~10分钟。

脾经从足走腹胸，故从足部向腹胸部的方向进行操作为补法，适用于经常腹泻、面色萎黄、肢倦乏力、脏器下垂等脾虚证；从胸腹部向足部的方向进行操作为泻法，适用于便秘、腹痛、腹胀等脾实证。

在对脾经进行摩法操作时，以脾经经脉线上的皮肤微发红或微热，即以脾经"得气"为度。

在进行摩法操作时，要集中注意力、排除杂念，用身体发力，通过手掌作用于被操作部位，使力量渗透入肌肉层。对经线上不舒适的部位进行着重操作，并可适当延长操作时间。

■ 腧穴歌诀

二十一穴脾中州，隐白在足大趾头，大都大白公孙盛，
商丘三阴交可求，漏谷地机阴陵泉，血海箕门冲门开，
府舍腹结大横排，腹哀食窦连天溪，胸乡周荣大包随。

■ 分寸歌诀

大趾内侧端隐白，节前陷中求大都，太白节后白肉际，节后一寸公孙呼，
商丘踝前陷中遭，踝上三寸三阴交，踝上六寸漏谷是，膝下五寸地机朝，
膝下内侧阴陵泉，血海膝膑上内廉，箕门穴在鱼腹取，动脉应乎越筋间，
冲门横骨两端同，去腹中行三寸半，冲上七分是府舍，舍上三寸腹结算，
结上三寸是大横，却与脐平莫胡乱，建里之旁四寸取，便是腹哀分一段，
中庭旁六食窦穴，膻中去六是天溪，再上六寸胸乡穴，周荣相去亦同然，
大包腋下有六寸，渊腋之下三寸半。

■ 临床主治

主治脾、胃、妇科、前阴病等消化系统病症、泌尿生殖系统病症以及本经脉所经过部位之病症。

■ 重点穴位

隐白穴： 位于大脚趾内侧，趾甲旁约1毫米的位置，为脾经的井穴，能健脾和胃，益气统血、安神定志。这是一个止血要穴，对鼻出血、妇女月经不调，月经崩漏很有疗效。一些人因为失血过多而出现的心烦多梦，甚至昏厥，可以点按此穴，进行医治。

太白穴： 位于足内侧缘，在第1趾骨小头后下方凹陷处，是脾经的原穴，能健脾和胃，理气化湿。因此，按摩太白穴对胃痛、食欲不佳，腹胀都颇具疗效。现代人工作繁忙，难免会患上胃病，按揉太白穴就可以防治。另外，揉太白穴还可以调节血糖，治疗糖尿病。

公孙穴：从太白穴往上1寸就是公孙穴，八脉交汇穴之一，与心相通。此穴功能非常强大，能通气、活血、化瘀，还可以加强小肠蠕动，增强消化能力。无论妇科血病，还是消化不良，揉揉它，很快就会好。公孙穴可以有效防治胃酸过多，降低饥饿感，对于想减肥但难耐饥饿的人来说可以经常按摩。

商丘穴：位于内踝下方凹陷处，能健脾化湿，理气活络。脾经上的穴位都是帮助血液循环的，能把新鲜血液引到病灶上去，所以，每天一定要多揉揉商丘穴，把气血引下来，就可以消除下身的各种炎症，如膀胱炎、尿道炎、盆腔炎等。

三阴交穴：在脚内踝上3寸，也就是四横指的地方。这是治疗妇科疾病的要穴，无论妇科问题是发生在子宫、卵巢还是乳腺，都可以用三阴交穴来治。每天多揉揉三阴交穴，就可以解决这些问题。有文献记载，三阴交与合谷穴合用会导致堕胎，因此怀孕的女性不宜按摩这些穴位。

漏谷穴：从三阴交穴贴着脚骨内侧下缘往上3寸，就是漏谷穴。漏谷，就是谷子漏出来的意思，也就是吃下肚的东西，没能得到很好的消化，营养没被吸收又排出来了，这叫做"完谷不化"。多揉漏谷穴就可以治疗这些肠胃消化问题。漏谷穴还可以治疗小便不利，对男性前列腺问题也很有疗效。

血海穴：此穴专治皮肤瘙痒问题，调节血液循环。血海穴又称"百虫窝"，意思是有一百个虫子在那儿扎窝，所以是专门治痒痒的穴。老年人身上经常瘙痒，用艾条灸一灸血海穴就能很快止痒。这种方法效果最好，而且很方便。有出血、贫血、瘀血者都可以按摩这个穴。

地机穴：地机就是大地充满生机的意思。因为脾属土，土属大地，而且人体的后天之本都靠脾胃来供应，所以揉地机穴可以增强整个肠胃的运化功能。贴着胫骨往上走，与腿肚子上的最高点正对着的地方就是地机穴。地机穴对胰腺很有帮助，像慢性胰腺炎，糖尿病都可以通过按揉地机穴来防治。

阴陵泉穴：顺着胫骨一直往上，捋到膝窝下卡住了，捋不动了，那个地方就是阴陵泉。该穴是一个祛湿的要穴，而人体湿气大就容易滋生细菌，引起水肿及各种炎症，包括皮炎、皮疹等。另外，脾是生痰之源，是管湿气的，如果湿气多了运化不出去，就会变成痰饮。所以，要从根本上解决生痰的问题就要健脾，而每天坚持多揉阴陵泉穴就很好。

大包穴：此穴是脾经的最后一个穴，在肋骨这块儿，腋窝直下6寸处。

经穴保健按摩

"大包"可以理解成大包大揽的意思，比如急性腰扭伤、急性脖子扭伤、急性肋间神经痛，大包穴都能治，也是治急性扭伤的要穴。

府舍穴：在小腹部。脐与耻骨之间是5寸，乳头距前正中线是4寸，此穴在乳头直下，脐下4寸，耻骨上1寸。对便秘、腹胀、腹部有硬结、腹痛、疝气有效。

大横穴：仰卧，伸直膝盖，上身稍往前用力抬起，心窝至脐附近会出现左右2条纵行的肌肉。肌肉的外缘线相当于通过腹部的脾经经络，府舍、腹结、大横、腹哀就位于该肌肉外缘，大横平肚脐，主治消化系统疾病如便秘、腹痛、急慢性腹泻，也可用于月经不调、神经衰弱等病。

天溪穴：乳头中央的穴位，称为乳中。乳中距前正中线4寸，本穴位于乳中外侧2寸，在第4肋间隙。常用于治疗胸痛、胸闷，如乳房肿大疼痛、乳腺炎、乳汁过少，也可以按压本穴减轻疼痛。

足厥阴肝经——胸满呕逆找肝经

肝脏，位于右上腹部，为五脏之"刚脏"，体阴而用阳。肝脏主藏血、主疏泄，开窍于目，少气而多血。当人体活动时，肝脏就把所藏的血液慷慨地供应给人体；当夜里人们睡觉时，全身的血液就会归还给"肝脏"，正所谓"人卧血归于肝"，每日丑时（即凌晨1～3时），人体周身气血俱注于肝，所以夜里11时以前，就应该让机体进入睡眠状态，才能有利于身体健康；肝疏通、宣泄气机的功能正常，则人对心情的自我调解力就会增强，容易保持心情的愉快。若肝脏受到损害或者功能失调，就会出现出血、口舌生疮、目赤、癃闭（尿不出）、心情郁郁寡欢等症状。

肝经与胆经互为表里关系，肝经出现异常，会出现肝胆功能异常，易患生殖及泌尿系统的疾病。

■ 循行路线

足厥阴肝经分布于下肢内侧中间，即足大趾背的毫毛部、沿足背内侧、经内踝前1寸处向上、在内踝上8寸处交出足太阴经之后而分布于下肢内侧的中间、环绕前阴、至小腹部连线的区域；在体内联系本经之肝，以及相表里的胆夹胃旁、布于胁肋、向上沿喉咙后边、鼻咽部、连接目系、出于额部至头顶与督脉相交会；一分支从目系下行于面颊里侧，环行唇内；另一支从肝过膈肌而连接于肺。

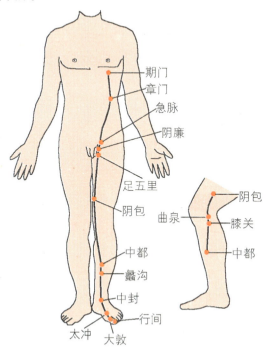

拳打经络

肝经在凌晨1:00～3:00开穴,"人卧血归于肝",即人体进入睡眠的时候,全身的血液开始贮藏于肝脏中,此时的睡眠对于人体的健康尤为重要,如果经常在这个时间段不能保证充足的睡眠,将会对肝脏造成损伤,很多抑郁症、失眠症等患者大都跟这个时间段没有获得充足的睡眠有关。除了注意睡眠保健肝脏之外,平常经常做一些拳打经络类的手法对肝脏保健也很重要。我们以掌揉为例来介绍对肝经的手法保健:

坐位屈膝(可以坐在瑜伽垫上),脚后跟与臀部在同一水平位,沿着肝经的经络线进行掌揉法操作,在胸腹部的肝经走行线用同侧的手掌进行揉法操作,腿部的肝经走行线以对侧手掌进行操作,沿着经脉线,循环往复进行掌揉,一般每次8～10分钟,早、晚各一次。

对肝经进行操作时,顺着肝经的走行方向——从足部向腹胸部的方向为补法,适合于肝气虚证,如多愁善感、爱生闷气、视物不清、女性月经量少而色淡等;逆着肝经的走行方向——从胸腹部向足部的方向为泻法,适用于肝火旺盛的人，如易发怒、目赤肿痛、女性月经量多且色暗等。

对肝经进行掌揉法操作时，以肝经的经络线上的肌肉变得柔软或经线上皮肤微红或微热为度，此即为肝经"得气"的现象。

在进行揉法操作时，可以根据疼痛点或者不舒适的部位，着重进行掌揉法操作，即中医学认为"以痛为俞"的意思。

■ 腧穴歌诀

足厥阴经一十四，大敦行间太冲是，中封蠡沟伴中都，
膝关曲泉阴包次，五里阴廉上急脉，章门才过期门至。

■ 分寸歌诀

大敦足大端外侧，行间两趾缝中间，太冲本节后二寸，中封内踝前一寸，
蠡沟踝上五寸是，中都上行二寸中，膝关阴陵下二寸，曲泉屈膝尽横纹。
阴包膝上行四寸，气冲三寸下五里，阴廉气冲下二寸，急脉毛际旁二五，
厥阴大络系睾丸，章门脐上二旁六，期门从章斜行乳，直乳二肋端缝巳。

■ 临床主治

主治泌尿生殖系统病症、神经系统病症、肝胆病症、眼病及本经脉所经过部位之病症。

■ 重点穴位

大敦穴： 位于足大趾末节内侧，趾甲角旁约0.1寸处，能理气舒肝，宁神调经。常按摩大敦，对女性月经不调、闭经、崩漏有很好的疗效，除此之外，大敦穴自古以来被视为镇静及恢复神智的要穴，如果遇见昏迷的人，可以指掐此穴助其尽快苏醒。

行间穴： 位于足背部第1、2趾间缝纹端处，能平肝熄风，凉血通经，主治头痛、目眩、目赤肿痛、痛经、带下等症。肝经火旺需要泻肝火时，取行间是最好的选择。脾气暴躁，经常发火，眼睛总发红，有灼热感的朋友可以常揉揉此穴。

太冲穴： 足背第1跖骨间隙的后方凹陷处，能平肝熄风，清热化湿。此穴是肝经的原穴，能治疗肝经风热而引起的头痛，目赤肿痛，还是治疗妇科经带病的良穴。女性朋友在月经时头痛、心情烦躁时可尝试一下点按此穴。

蠡沟穴： 位于内踝高点上5寸，胫骨内侧面的中央，能疏肝理气，清热利湿。

此穴主治小便不利、遗尿、月经不调、带下、下肢痿痹，是肝经的络穴，属肝络胆，所以这一个穴位可以同时调理肝胆两条经脉。有月经不调，痛经等病症的女性朋友可以按摩这个穴位。但需注意，按摩起来疼痛无比，手法要轻。

中都穴：位于内踝高点上7寸，胫骨内侧面的中央，能疏肝理气，活血止痛。此穴主治疝气、崩漏、腹痛、泄泻、恶露不尽等，是肝经的郄穴，治疗血症的常用穴。月经过多的女性可以经常按揉此穴，可使月经量正常。

曲泉穴：位于膝内侧，屈膝，当膝内侧横纹头上方凹陷中，肝经合穴，能调经解郁，清热利湿。此穴主治腹痛、小便不利、遗精、阴痒、膝痛、月经不调、痛经、带下。此穴对膝关节肿痛有特效，一旦你不小心摔伤膝盖，别忘了揉按此穴消肿止痛。

章门穴：手掌抚摸脸颊，肘尖所对的胸前位置即为章门穴。这是个非常重要的穴位，能舒肝和胃，祛湿化积，乃脾经的募穴。按揉此穴位有疏肝、健脾，和胃的效果，并能够防治妇科疾病，还能减肥。

膝关穴：在小腿内侧，膝关节内侧大骨头的后下方，脾经阴陵泉后方1寸。主治大腿，小腿内侧酸胀疼痛，对膝关节疼痛有一定疗效。

阴包穴：在大腿内侧，膝关节内侧大骨头的上方4寸处；向内夹腿时，位于前后两组肌肉的中间凹陷处。治疗月经不调、遗尿、小便不利。对腰部疼痛牵扯小腹有疗效。

足五里穴：在大腿根部。胃经的气冲穴位于阴部横骨（耻骨）上缘，前正中线旁开2寸。本穴在气冲穴直下3寸。治疗小便不利、遗尿、小腹胀痛、白带异常、阴囊潮湿、睾丸肿痛等症状。

期门穴：乳头直下第6肋间（乳头位于第4肋间）。有疏肝理气、活血化瘀的功效。可治疗乳房胀痛、月经失调、胸部胀痛、肋间神经痛、肝炎、无食欲、心情郁闷、恶心、呕吐、打嗝、胃痛、腹泻、腹痛、糖尿病等症。

足少阴肾经——精气不足找肾经

人体的生、长、壮、老、已，是伴随着肾的生长、充盈与衰老进行的，肾的机能活跃，人的生命就能源源不竭。肾，位于腰部脊柱两侧，左右各一，形如豇豆。《难经》中说："左者为肾，右者为命门。命门者，元气所系。"肾具有藏精、主水和纳气的功能，主管人的生长发育，具有养骨生髓、调节水液、充盈气机的作用。肾气充盈，骨髓生化有源，能使骨髓充盈，骨骼健壮；肾具有将人体内多余的水分和代谢废物通过膀胱排出体外的功能；肾脏中包含有生命的原动力，是生殖力的源泉；肾气充盛，才能保证肺吸入的气体能达到一定的深度，从而避免了喘息、气短。如果肾的功能出现异常，就会出现身体乏力、精神倦怠、神经衰弱、记忆力减退等早衰的现象，以及呼吸气短，喘气不足以息等类似肺疾患的症状，不孕不育、宫寒、腰膝酸软无力、小便清长、不能憋尿等生殖系统和泌尿系统的疾病。

肾与膀胱通过经络的联系构成表里关系，肾经为里，膀胱经为表。肾经上的穴位可以治疗肾经和膀胱经上的疾病。

■ 循行路线

足少阴肾经分布于下肢内侧后缘，即足小趾之下、经足心、舟骨粗隆下、内踝后、沿下肢内侧后边上至腹部连线的区域；在体内贯穿脊柱而联系本经之肾，以及相表里的膀胱，还联系肝和肺，沿喉咙向上至舌根旁；有一分支从肺而联系心，行止于胸腔中。

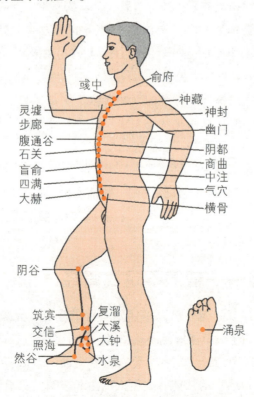

拳打经络

肾经开穴时间是在下午17:00~19:00,此时肾经的气血津液是一天中最为充足的时候。"肾为先天之本","肾主藏精",人体的精微物质都先由肾中的精气化生而来,然后人体五脏六腑摄入的营养物质转化来的精气再进入肾中进行补充。肾是生命的原动力,就如同汽车的发动机,没有发动机,汽车不能开动;同样肾不好了,人干什么都没有精神。我们沿着肾经的走行线,经常做一些拳打经络类的手法,不但能够预防和治疗在肾的经络线上出现的一些病症,同时还能起到强健肾的作用,可谓一箭双雕。我们以掌按法为例介绍对肾经的保健方法:

坐位屈膝(坐在瑜伽垫上),脚后跟与臀部在同一水平,沿着肾经的经络线进行掌按法操作,双手分别掌按对侧的肾经经络线,交替进行,往返操作,一般每次反复操作8~10分钟,尽量选择在17:00~19:00操作一次,或者早、晚各一次。

顺着肾经的走行——从足走向腹胸部的方向操作为补法,适合于肾气虚证,如腰膝酸软日久、下肢怕冷、小便清长、女性宫寒不孕、男性不育诸症;反之,逆着肾经的走行进行操作为泻法。临床中对肾经进行补法操作的较多,采用泻法操作的较少。

进行掌按法操作时,以肾经经络线上皮肤微热或肌肉变得松软为度——即"得气"。

对于不舒服的部位或者操作时发现的痛点可着重进行掌按,还可以加大力度,以稍感疼痛但能够忍受为度,或者延长操作时间,以达到对局部的治疗作用。

腧穴歌诀

足少阴肾二十七,涌泉然谷出太溪,大钟水泉连照海,复溜交信筑宾主,阴谷横骨趋大赫,气穴四满中注得,肓俞商曲石关蹲,阴都通谷幽门值,步廊神封出灵墟,神藏彧中俞府毕。

分寸歌诀

足掌心中是涌泉,然谷踝前大骨边,太溪踝后跟骨上,照海踝下四分安,水泉溪下一寸觅,大钟跟后踵筋间,复溜溪上二寸取,交信溜前五分骈,二穴只隔筋前后,太阴之后少阴前,筑宾内踝上腨分,阴谷膝下内辅边,

上从任脉开半寸，横骨平取曲骨边，大赫气穴并四满，中注肓俞亦相连，
六穴上行皆一寸，俱距中行半寸间，商曲又平下脘取，石关阴都通谷联，
幽门适当巨阙侧，五穴分寸量同前，再从中行开二寸，步廊却在中庭边，
神封灵墟及神藏，彧中俞府璇玑旁，每穴上行皆寸六，旁开二寸仔细量。

■ 临床主治

主治泌尿生殖系统、神经精神方面病症、呼吸系统、消化系统和循环系统的某些病症以及本经脉所经过部位的病症。

■ 重点穴位

涌泉穴： 足趾跖屈时呈凹陷处，为肾经井穴。本穴为肾经经脉的第一要穴。肾经的经水由此外涌而出，能散热生气。此穴和足三里穴并称两大养生穴位，最实用的功效在于此穴能引气血下行，可以治疗高血压、鼻出血、头目胀痛、哮喘等气血上逆的症状，还能急救中暑昏迷者。经常按摩涌泉穴不仅有助于睡眠，还可补肾健脑、增强智力。

然谷穴： 足内踝前下方、舟状骨前下凹陷处，为肾经荥穴。肾经外涌的地部经水在此大量蒸发水气，能升清降浊。按此穴可以清肾经虚火，常用于月经不调、带下、遗精、消渴、泄泻、咳血、咽喉肿痛、小便不利、小儿脐风、口噤等症，效果显著。

太溪穴： 内踝尖与跟腱之间的凹陷中，足少阴肾经的腧穴，也是原穴。肾经水液在此形成较大的溪水，能清热生气。此穴为补肾要穴，常按能加强肾功能。凡由肾虚引起的各种症状，如腰酸、头晕、耳鸣、脱发、牙齿松动、哮喘等，按摩此穴都有得到明显的效果。此穴还能治失眠、耳鸣，对男女生殖功能改善也大有裨益。

大钟穴： 太溪穴下0.5寸稍后，在足跟内缘处，肾经络穴。肾经经水在此如瀑布般从高处落下，能联络表里，按摩此穴对治疗便秘、遗尿效果不错，也可以治疗失音症。

水泉穴： 太溪穴直下1寸，肾经郄穴，肾经水液在此聚集形成水潭，能传递水液。按摩此穴可治月经不调、痛经、经闭、子宫脱垂、小便不利等妇科疾病。

照海穴： 内踝尖下方凹陷中，八脉交会穴之一，肾经经水在此大量蒸发，能吸热生气，对于扁桃体发炎、咽喉肿痛的治疗效果很好。经常按摩此穴还

能治疗失眠、癫狂。

复溜穴：太溪穴直上2寸，跟腱的前方，肾经经穴，肾经的水湿之气在此再次吸热蒸发上行。按摩这个穴位能治疗水肿、无汗或多汗，对治疗腹胀、腹泻效果最好。

阴谷穴：它是肾经的合穴，肾经的水湿之气在此汇合，能治泌尿生殖系统疾病，对女性月经不调、男性外阴瘙痒等疾病有特效。

足阳明胃经——求生必须通胃经

胃在人体的上腹部偏左，上接食道，下通小肠，为六腑之一。胃的伸缩性很大，当胃充盈时，能占据大半个上腹部，当胃内空虚时，就缩小得仅仅局限在左侧上腹。这就是为什么很多人一吃饱了，肚子就变得很大，饿的时候肚子却是瘪瘪的。胃的作用是受纳和腐熟水谷。

俗话说："人是铁，饭是钢，一顿不吃饿得慌。"人们把吃进去的食物一股脑儿地放进了胃里。胃，就如同搅拌机的肚子一样，把所有的食物一起搅拌碎——我们称为"食糜"，然后推进入小肠，由小肠来扮演选择留与不留的角色。

搅拌机的作用是：把食物打碎，以便进入下一个流水线工作，搅拌机只能向下推进食物，而不能向上传送，否则就出问题了。在人体也是同样的，中医描述胃"主通降，以降为和"。胃"主通降"的作用正常发挥，食物才能顺利下行，并推动大小肠的蠕动，帮助小肠的吸收和大肠把人体的垃圾排出体外。如果胃气不能下降，就会出现例如打饱嗝、恶心、呕吐、吐酸水、便秘等症状。

中医在临床上"望闻问切"四诊时，有看舌苔一项，很多时候都是通过观察舌苔的厚薄有无来观察"胃气"的情况。中医认为："有胃气则生，无胃气则死。"可见胃对于人体的重要性了。既然胃对于人体如此重要，那么胃的经络线是如何走行的呢，其上的穴位又是通过什么样的方式来保护人体的呢？下面我们将一一为您解答。

循行路线

足阳明胃经分布于下肢外侧前缘，即足中趾内侧趾缝间、足背、下肢外

经穴保健按摩

侧前缘、腹股沟脉动处、腹部夹脐、胸部乳内廉、锁骨上窝、颈部人迎（颈动脉搏动处）、下颌角前下方面动脉处（大迎）、下颌、在颏唇沟处交会、绕口唇、人上齿龈、出循鼻外侧、鼻根处连线的区域；一分支由足背经大趾趾缝间、到大趾末端；体内联系本经之胃，以及相表里的脾。

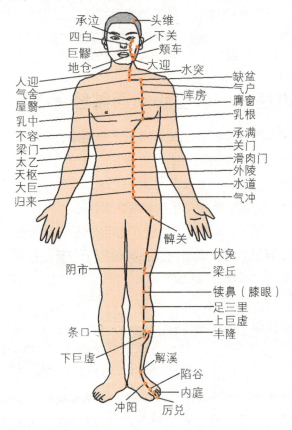

■ 拳打经络

胃经的开穴时间是在上午7：00~9：00，这就是为什么人们吃早餐的时间大都选在这个时间段的原因，此时为胃中气血充盈，胃的蠕动有力会造成强烈的饥饿感，所以早餐一定更要吃得好，吃得饱，这样才有利于一整天的膳食均衡。胃不好的人，应选择在这个时间段，用拳打经络类的手法对胃经进行保健操作。手法根据操作部位和个人喜好可以灵活选用，我们以推法为例来介绍对胃经的保健：

坐位屈膝（坐在瑜伽垫上），脚后跟与臀部在同一水平面上，双手分别放于胃经的两条走行线上，做上下往返推法数遍，每次操作8～10分钟。

胃经的走行方向是从头走向足，顺着胃经的走向进行操作为补法，反之为泻法。补法适用于胃气虚的人，如饮食量少、食后胃中不适明显等；泻法适用于胃气实的人，如饭量较大，饭前胃中不舒服比较明显等。另外，腹胀时，着重对腹部胃经作向下的推法，有助于排出胃肠内的积气；腹泻时，在腹部胃经上作向上的推法以止泻。

对胃经做推法操作时，以胃经经线上的皮肤微红或者胃经经线上有热感为度，即为胃经"得气"。

推时，注意力度要适中，力度过小，力量不能渗透入经络内，达不到应有的效果；力度过大，容易造成不适，操作时，可以着重在不舒服的部位或者疼痛部位进行操作，适当增加力度或者延长操作时间。

■ 腧穴歌诀

四十五穴足阳明，头维下关颊车停，承泣四白巨髎经，地仓大迎对人迎，
水突气舍连缺盆，气户库房屋翳屯，膺窗乳中延乳根，不容承满梁门起，
关门太乙滑肉门，天枢外陵大巨存，水道归来气冲次，髀关伏兔走阴市，
梁丘犊鼻足三里，上巨虚连条口位，下巨虚跳上丰隆，解溪冲阳陷谷中，
内庭厉兑经穴终。

■ 分寸歌诀

胃之经兮足阳明，承泣目下七分寻，再下三分名四白，巨髎鼻孔旁八分。
地仓夹吻四分近，大迎颌前寸三中，颊车耳下八分陷，下关耳前动脉行。
头维神庭旁四五，人迎突旁寸五真，水突筋前人迎下，气舍突下一寸乘。
缺盆舍下横骨陷，气户下行一寸明，库房下行一寸六，屋翳膺窗乳中根。
不容巨厥旁二寸，一寸承满与梁门，关门太乙滑肉门，天枢脐旁二寸寻。
枢下一寸外陵穴，枢下二寸大巨陈，枢下三寸水道穴，水下二寸归来存。
气冲归来下一寸，共去中行二寸匀，髀关膝上尺二许，伏兔髀下六寸是。
阴市伏兔下三寸，梁丘市下一寸记，犊鼻膝膑陷中取，膝眼三寸下三里。
里下三寸上廉穴，廉下二寸条口举，再下二寸下廉穴，复上外踝上八寸，
却是丰隆穴当记。解溪则从丰隆下，内循足腕上陷中，冲阳解下高骨动，
陷谷冲下二寸名，内庭次指外歧骨，厉兑大次指端中。

■ 临床主治

主治肠胃等消化系统、神经系统、呼吸系统、循环系统某些病症和咽喉、头面、口、牙、鼻等器官病症以及本经脉所经过部位之病症。

■ 重点穴位

天枢穴：在眼眶下面的凹陷处，即当你向前平视的时候沿着瞳孔所在直线向下找时，在眼眶下缘稍下方能感觉到一个凹陷，这就是四白穴。小时候做眼保健操时，第三节就是按揉四白穴。所以这个穴位的第一个疗效就是治疗眼疾，对近视眼有很好的预防和治疗效果，对眼袋、黑眼圈也有特效，有这些烦恼的人不妨按按这里。另外，我们也叫四白穴为"美白穴"或者"养颜穴"，每天坚持用手指按压它可以消除眼部的皱纹，美白的效果也非常不错。

天枢穴：在肚脐旁边两寸，两边各有一穴，是大肠的"募穴"。"募穴"就是五脏六腑之气集中在胸腹部的穴位。因为募穴接近脏腑，所以不论病生在内或外邪侵犯，都可以在相应的募穴上有异常反应，如压痛、酸胀、过敏等。可以根据这些反应来诊断和自我治疗相应脏腑的疾病。从解剖学上来讲，天枢穴所在的位置对应的刚好是肠道，所以点揉天枢穴可以增加肠道的良性蠕动，对便秘、消化不良、脐周疼痛、恶心呕吐有很好的作用。

梁丘穴：是胃经的郄穴，郄穴就是治疗急症的穴位。有人突然胃疼、胃抽筋或痉挛，按摩此穴非常有效。这个穴位在膝盖上2寸，两个大拇指合在一起是在大概胃经处上下左右按按，最敏感的地方就是了。

足三里穴：在膝眼下3寸向外旁开1横指，为胃经气血在此形成的气血场，能化燥湿脾，生发胃气，是历代医家赞誉最多的人体大穴，被奉为长寿第一要穴。此穴功用很多，是治疗各种胃病的首选。若能适时点揉，会有即时缓解胃病之效。足三里还是个"消气穴"，消的是胃肠的浊气。许多人肚子整天都是胀胀的，那就常揉揉足三里吧。对糖尿病患者来说，刺激足三里还可以降低血糖，对胃下垂的患者来说，按揉足三里也有升提之效。另外，肌肉萎缩、痛风、高血脂、醉酒等都是它的适应症，中老年人艾灸足三里，疗效往往更佳。所以民间有谚："常灸足三里，胜吃老母鸡。"可以说足三里是胃经最得力的干将。

丰隆穴：此穴疗效显著，我们常把它叫做"化痰穴"，凡嗓子有痰咳不出的人，点按此穴，立即就会喉咙清爽。只是此穴位置不太好找，在小腿前外侧，外踝尖上8寸，胫骨外侧两横指。丰隆，就是丰满隆起的意思，所以此穴肉厚而硬，点揉时可用按摩棒，或用食指节重按才行。找穴要耐心些，可在经穴四周上下左右点按试探，取最敏感的点就对了。当您有痰吐不出的时候，丰隆穴会变得比平时敏感许多，自己就会浮出水面，不用担心找不到。

承泣穴：瞳孔正下，眼球、眼眶下缘间凹陷处。能有效消除眼睛疲劳，改善视力，减轻头昏眼花症状，可治疗眼睛酸痛流泪、夜盲症、眼睛充血，也能消除眼袋、淡化黑眼圈，治疗口眼歪斜及面肌痉挛。

水突穴：位于喉结下侧，人迎穴下方约2寸处，胸锁乳突肌的前缘。可缓解支气管，咽喉炎症引起的喉肿痛、呼吸困难、气喘、声音沙哑等。

人迎穴：在喉两侧，从喉结往两侧约1.5寸处，胸锁乳突肌前缘。按压有脉搏跳动感。可治疗气喘、支气管炎、胸闷、高血压、头痛、眩晕、心悸、甲状腺功能亢进，能顺畅血液循环，消除脸部小皱纹，还可减缓喉咙痛、声音沙哑等症状。

胃经还有不少功能奇特的穴，需要您去关注，比如乳中，陷谷，解溪能很快消除乳房胀痛等，就不一一叙说了。

足少阳胆经——废物积滞找胆经

我们日常生活中经常用到的词语，例如"肝胆相照"、"有胆识"，那么人体的"胆"到底是一个什么样的器官？它又有什么作用呢？

胆位于肝的下方，在肝的短叶之间，这是人体最小的一个脏腑器官，但是却是"人小鬼大"，没有了它，将会给人体带来很多麻烦。胆是储藏胆汁的地方，肝排出的胆汁储藏与胆囊中，当人体摄入的食物需要胆汁帮助消化时，胆就会慷慨解囊，这样我们摄入的脂肪等难以消化的食物才不会因为无法消化而堆积体内。

有些老人说：如果一个人"胆"小的话，那么他就是胆小的人。虽然这个说法没有人考证，但是在中医理论中，认为胆有"主决断"的功能，人体其他脏腑的大事小事，经过深思熟虑后，最后的决断权掌握在胆的手中。所以如"胆"生病了，谁来为我们作出决断？胆一旦罢工不干，那么很多事就会"数谋虑而不决"。难怪我们的老祖宗说："凡十一脏者，取决于胆。"

那么如果胆功能异常，又会给我们带来什么坏处呢？就会出现肝排出的胆汁不被储藏，脾胃消化食物需要胆汁帮助时，胆不能释放胆汁，消化出现了紊乱，人体的代谢就会失常。表现在一个人做事和性情上，就是优柔寡断，没有主意，办事畏畏缩缩，犹豫不定。看来胆不能出现问题啊，一旦出现问题，不但影响身体健康，甚至还影响我们做人，所以一定要保护好我们的"胆"。那么对于这个看似不起眼，却非常重要的脏腑，它的经络线路如何走行，其上的穴位又分别有什么作用呢？下面我们将带您解密胆的世界。

循行路线

足少阳胆经分布于下肢外侧中间，即第四第五趾之间、足背、外踝之前、腓骨小头之前、膝外侧、大腿外侧、髋关节部、绕阴毛边缘、胸腹侧面、腋下、锁骨上窝、肩上、颈侧、耳后、额角、目外眦连线的区域；一分支于耳后入耳中，出于耳前，到目外眦；一分支于锁骨上窝、颈部、颊车、颧部、目外眦；一分支于足背部、沿第一跖骨内侧、至大趾端、还回穿趾甲下、至趾背毫毛处；在体内联系本经之胆，以及相表里的肝。

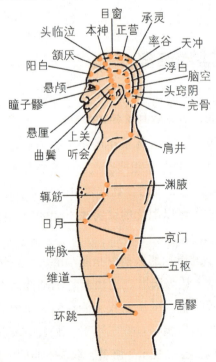
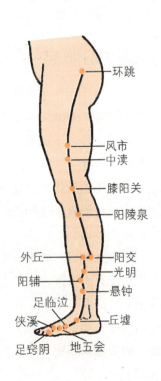

拳打经络

胆经的开穴时间是在夜里23:00～1:00，此时人体转入安静，开始进入睡眠状态，全身经络的气血也开始集中到胆经来了。"少阳为枢"，即少阳经是全身的枢纽，即是阴阳相互转换的枢纽，此时是由阴入阳的枢转时期，很多养生专家都建议人们在23:00的时候开始入睡，为什么？就是为了保障阴能够顺利地转阳。如果此时人体长期得不到休息，阴不能转阳，发生阴阳失调，则会引起很多疾病。由于此时应该是身体的睡眠状态，人们可以在睡前，用拳打经络类的手法敲打胆经，以调动胆经的功能，或者早、晚各进行一次操作，每次8～10分钟。操作手法根据操作部位和个人喜好灵活选择，下面我们以拳打法为例进行介绍对该经的操作手法：

屈膝坐位（可以坐在瑜伽垫上），脚后跟与臀部在同一水平位，双手分别敲打胸腹部两侧及腿部两侧的胆经走行线，往返敲打，反复操作。

该经走行方向是从头走向足，故从头部向足部的方向进行敲打为补法，反之为泻法。补法适用于胆气虚证，诸如胆小怕事，夜间睡觉受惊吓容易惊醒等；泻法适用于胆火旺盛诸症，如口苦、泛吐酸水、目赤肿痛等。一般情况下，沿胆经做往返操作，该法起到平补平泻的作用，以平衡胆以及胆经的功能。

在进行拳打法操作时，用力要适度，不可过猛，尤其是胸腹部两侧的胆经走行线，以免造成不适。腿部的胆经走行线可适当用力，拳打至胆经经络线上的肌肉变得较为松软或皮肤微发热或微红为度，即"得气"即止。

拳打时，如果有些部位出现酸麻胀痛的感觉时，可以对该部位进行着重敲打，并可适当延长操作的时间，以达到疏通局部经络、畅通气血的作用。对头面部的胆经线进行操作时，建议采用擦法操作——食指在耳后，中指在耳前夹着耳根来回做擦法，以发热为度。

腧穴歌诀

足少阳经瞳子髎，四十四穴行迢迢，听会客主颔厌集，悬颅悬厘曲鬓翘。
率谷天冲浮白次，窍阴完骨本神至，阳白临泣开目窗，正营承灵脑空是。
风池肩井渊液长，辄筋日月京门乡，带脉五枢维道续，居髎环跳市中渎。
阳关阳陵复阳交，外丘光明阳辅高，悬钟丘墟足临泣，地五侠溪窍阴毕。

经穴保健按摩

■ 分寸歌诀

足少阳兮四十四，头上廿穴分三折，起自瞳子至风池，积数陈之依交第，
外眦五分瞳子髎，耳前陷中寻听会，上行一寸客主人，内斜曲角上颔厌；
后行颅中厘下穴，曲鬓耳前上发际，率谷入发寸半安，天冲耳后斜二寸，
浮白下行一寸间，窍阴穴在枕骨下，完骨耳后入发际，量得四分须用记，
本神神庭旁三寸，入发五分耳上系，阳白眉上一寸许，入发五分是临泣。
目窗正营及承灵，后行相去一寸五，灵后四五脑空计，风池耳后发陷中。
肩井肩上陷中取，大骨之前寸半明，渊腋腋下行三寸，辄筋复前一寸行，
日月乳下二肋缝，下行五分是穴名。脐上五分傍九五，季肋夹脊是京门，
季下寸八寻带脉，带下三寸穴五枢，维道章下五三定，维下三寸居髎名，
环跳髀枢宛中陷，风市垂手中指终。膝上五寸中渎穴，膝上二寸阳关寻，
阳陵膝下一寸住，阳交外踝上七寸，外丘外踝七寸同，此系斜属三阳分，
踝上五寸定光明，踝上四寸阳辅穴，踝上三寸是悬钟，丘墟踝前陷中取，
丘下三寸临泣存，临下五分地五会，会下一寸侠溪轮，欲觅窍阴穴何在？
小趾次趾外侧寻。

■ 临床主治

主治胸胁、肝胆病症、热性病、神经系统病症和头侧部、眼、耳、咽喉病症以及本经脉所经过部位之病症。

■ 重点穴位

瞳子髎： 目外眦外侧0.5寸处。本穴为胆经头面部的第一穴，胆及其所属经脉主半表半里，在上焦主降，在下焦主升。本穴的气血物质即是汇集头面部的寒湿水气后从天部冷降至地部，冷降的水滴细小如从孔隙中散落一般，故名瞳子髎。看位置就知道此穴是治疗眼疾的重要穴位，眼睛累了按摩这个穴位可以缓解。另外这个穴位是治疗鱼尾纹的要穴，即美容常用穴。爱美的人常按摩此穴位，可以提高皮肤的弹性，远离鱼尾纹。

率谷穴： 耳朵最高处再向上量3个手指头左右的位置。率谷意指胆经的水湿之气在此吸热后化为阳气而上行头之上部，能收降湿浊，是治疗偏头痛的要穴。对于经常偏头痛的人，在发作时点按此穴有止痛作用。经常按揉也能醒脑醒神、活血活络，对头痛的发作有预防作用。

风池穴： 位于脑后两粗筋外侧的凹陷处，胆经气血在此吸热后化为阳热风气。不但能治外风感冒，还能治内风偏瘫，是祛风要穴。日常生活中，如果我们出现感冒症状，如发热、头痛、怕风、发冷、流鼻涕、流眼泪等，别忘了用你的大拇指揉按此穴，很快就能缓解痛苦症状。

肩井穴： 位于肩上，大椎穴与肩峰连线的中点。肩井意指胆经的地部水液由此流入地之下部。此穴能疏筋通络，治疗颈项强痛、肩周炎等，还能疏导水液治疗乳房疾病。如果我们经常伏案工作，难免要受颈部僵硬、酸痛的困扰，用你的双手交替着按揉此穴，可以缓解颈部疲劳，提高工作效率。如果伏案女性兼有乳房胀痛，甚至肿胀的，按摩此穴可谓一举两得。

京门穴： 侧腰部，十二肋游离缘下，是肾之募穴，募集肾经水液，是调节水液代谢的要穴。有的人得了肾病，全身水肿，还经常大喘气呼吸，我们可以尝试一下双手叉腰，用你的大拇指按揉一下此穴，不仅可以消肿，还能改善你的呼吸。

带脉穴： 侧腰部，十一肋游离缘下，胆经经水在此环腰带而行，约束诸经水液。此穴为妇科常用穴之一，对月经不调、闭经、赤白带下效果极佳。深受上述病症困扰的女性，要注意时常在该穴其周围进行疏理，使气血通畅，经血得调。

风市穴： 垂直直立，中指尖下就是此穴，胆经经气在此散热冷缩后化为水湿风气，能运化水湿，治疗一切风疾及皮肤急症，也是治疗抽风、手脚痉挛，皮肤瘙痒等症的大穴。有的人经常出现大腿外侧发凉、怕风，还有些小疹子出现，瘙痒难挨，这就是风邪作怪，你可以在风市穴及胆经的循行路线上作上下疏理，能驱除外邪，消除病患。

环跳穴： 此穴是治疗下肢痹痛、麻木不遂的要穴，用肘点按即能取得良好效果。有的人下肢受邪了，感觉麻木，远端发凉，还偶尔疼痛，其实这是经脉不通引起的。我们可以趴在床上，让家人用肘尖揉按此穴，会很快见效好转的。

阳陵泉： 腓骨小头前下方凹陷处，胆经的合穴，胆的下合穴，八会穴之筋会，能降浊除湿，疏肝利胆。此穴是治疗肝胆犯胃的要穴。下肢痿痹用此穴也能理气止痛。如果你遇事容易发火，一发火就恶心、吐酸、呃逆，估计是肝气犯胃引起的，可揉按此穴来缓解难受的症状。

悬钟穴： 外踝高点上3寸，腓骨前缘，八会穴之髓会，治疗落枕的特效穴，还是预防老年痴呆的必选穴。对于一些日渐反应迟钝、有痴呆倾向的人，与其花大把时间去吃一些没有实质意义的补脑药，还不如尝试按摩此穴来填髓健脑。

丘墟穴：外踝前下方的凹陷处，胆经的郄穴；治疗急性肿痛的穴位，还能治疗眼疾，体现了上病下治的特点。如果我们目赤肿痛，还口苦，要想到可能是胆经出问题了，通过按摩此穴可以使胆经气血通畅，上述症状也相应缓解。

足太阳膀胱经——腰酸背痛找膀胱经

膀胱位于下腹部，向上通过输尿管与肾脏相连，向下通于尿道，为六腑之一，功能是化气行水，贮藏和排泄尿液。膀胱是全身唯一一个专门用来储存水液的器官；我们喝进去的水，经过一系列的代谢，除了少量的经过汗液排出体外，其余绝大部分都被送到膀胱，等待排出体外。膀胱既能像水库一样暂时储存人体多余的水，又能像下水管道一样排出人体的废水。

那么如果膀胱出现了问题，会表现为什么情况呢？如果膀胱不能约束储存于其中的水液，就会出现"尿裤子"的现象，有些人会有"憋不住尿"的体验；如果膀胱过于约束其中的水液，就会出现小便排不干净、淋漓不尽，或伴有尿痛，严重者小便不能排出体外而造成尿潴留。以上情况在临床上比较常见，困扰着患者，一些患者比较保守，不好意思说出口，只能"哑巴吃黄连——有苦说不出"，结果只会加重病情，发展成为更加棘手的问题。

如果我们掌握了膀胱经脉线的走行，并且经常按摩、敲打一下，就能起到防患于未然的作用，这种又省力又实用的办法，何不尝试一下呢？下面我们将就该经脉的走行以及其上的穴位，和它们各自的治疗作用及手法一一说明。

■ 循行路线

足太阳膀胱经分布于下肢外侧后边，即于小趾外侧、足外侧、外踝后、穿过腓肠肌、腘窝中、大腿外侧后边、穿过臀部、夹脊旁、肩胛内侧、项部、头顶、额部、目内眦连线的区域；一分支在腘窝中、大腿外侧后边、髋关节部、腰部、夹脊肉、肩胛骨、肩胛内侧；一分支从头顶到耳上角；在体内联系本经之膀胱，以及相表里的肾，还联系脑。

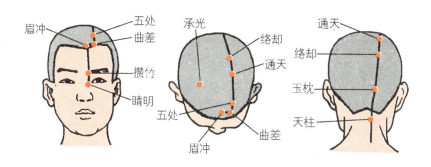

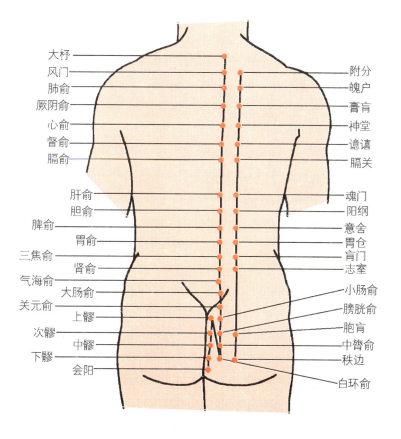

第一章 认识人体的经络与穴位

经穴保健按摩

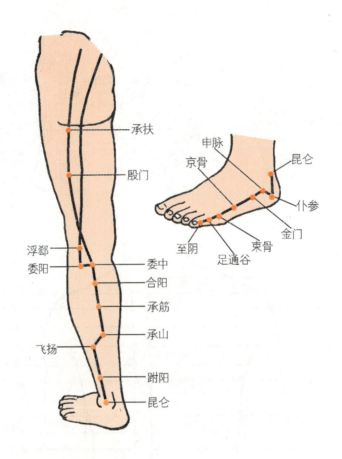

■ 拳打经络

膀胱经的开穴时间是在下午15:00~17:00,此时的空气经过太阳一整天的照射,空气中的氧气含量非常充足,也正是膀胱经的气血津液在一天中最为充盛的时候,如果不在此时对作为全身"贴身保镖"的膀胱经进行保健,真是太可惜了!由于人体五脏六腑在膀胱经都有反应点,对膀胱经进行保健操作,同时对全身的五脏六腑也起到了良性调节的作用,所以膀胱经的保健尤为重要。膀胱经沿着背部脊柱两侧和腿部后侧正中走行,根据操作方便的需要和个人喜好,可以灵活选择拳打经络类的手法对膀胱经进行操作,这里我们以掌拍法为例进行介绍:

被施术者俯卧位,操作者沿着膀胱经在背部和腿部的走行线做掌拍法,循环往复操作,一般每次操作8~10分钟。

对该经进行掌拍时，按照从头部向足部的方向进行操作为补法，适用于膀胱经气虚证，如遗尿、尿失禁、小便频数等由于膀胱收摄功能减弱导致的小便失调的病症；按照从足部向头部的方向进行操作为泻法，主要适用于膀胱经气实证，诸如尿闭、小便黄赤或小便时疼痛等由于膀胱约束过度或者尿路炎症引起的病症。

在进行掌拍膀胱经时，要均匀有力，但不可用力过猛，拍至膀胱经线上的肌肉变得松软或者经线上的皮肤微红或微发热为度，此即为膀胱经"得气"。

掌拍时，对于不舒服的部位或者酸痛感比较明显的部位，可适当延长操作时间。背部的膀胱经还可以用捏脊的方法进行操作——即食、中指在前，拇指在后，提捏起脊柱两侧的肌肉，三捏一提，按照从腰骶部向颈项部的方向，进行操作，一般操作3~5遍。头部的膀胱经线可采用循环往复的抹法进行操作。总而言之，由于膀胱经线很长，应当根据操作部位的具体情况，选择便于操作的手法进行操作。

■ 腧穴歌诀

足太阳经六十七，晴明攒竹曲差参，五处承光接通天，络却玉枕天柱边。
大杼风门引肺俞，厥阴心督膈肝胆，脾胃三焦肾气海，大小肠关元膀胱，
中膂白环皆二行，去脊中间一寸半，上髎次髎中后下，会阳须下尻旁取。
还有附分在三行，二椎三寸正相当，魄户膏肓与神堂，膈关魂门譩譆旁，
阳纲意舍及胃仓，肓门志室连胞肓，秩边承扶殷门穴，浮郄相邻是委阳，
委中再下合阳去，承筋承山相次长。飞扬跗阳达昆仑，仆参申脉过金门，
京骨束骨近通谷，小趾外侧寻至阴。

■ 分寸歌诀

足太阳分膀胱经，目内眦角始晴明，眉毛内侧攒竹取，眉冲直上旁神庭，
曲差入发五分际，神庭旁开寸五分，五处旁开亦寸半，细算却与上星平，
承光通天络却穴，相去寸半调均看，玉枕夹脑一寸三，入发二五枕骨取，
天柱项后发际取，大筋外廉陷中献，自此夹脊开寸五，第一大杼二风门，
三椎肺俞厥阴四，心五督六椎下论，隔七肝九十胆俞，十一脾俞十二胃，
十三三焦十四肾，气海俞在十五椎，大肠十六椎下取，十七关元俞可推，
小肠十八胱十九，中膂俞穴二十椎，白环二一椎下当，以上各穴可推之，

更有上次中下髎，一二三四腰空好，会阳阴尾尻骨旁，第一侧线诸穴了，
再从脊旁开三寸，第二椎下为附分，三椎魄户四膏肓，第五椎下寻神堂，
第六譩譆膈关七，第九魂门十阳纲，十一椎下意舍存，十二胃仓穴已分，
十三肓门端正在，十四志室不须论，十九胞肓二一秩，第二侧线诸穴匀，
继向臀部横纹取，承扶居下陷中央，殷门扶下方六寸，委阳腘外两筋乡，
浮郄实居委阳上，相去只有一寸长，委中在腘约纹里，向下二寸寻合阳，
承筋合阳直下取，穴在腨肠之中央，承山腨下分肉间，外踝七寸上飞扬，
跗阳外踝上三寸，昆仑后跟陷中央，仆参跟下脚边上，申脉踝下五分张，
金门申前墟后取，京骨外侧骨际量，束骨本节后肉际，通谷节前陷中强，
至阴却在小趾侧，太阳之穴始周详。

■ 临床主治

主治泌尿生殖系统、神经精神方面、呼吸系统、循环系统、消化系统病症和热性病以及本经脉所经过部位的病症。

■ 重点穴位

睛明穴：目内眦角稍内上方凹陷处。膀胱经的气血在此交于眼睛，能清热、祛风、明目。眼保健操第二节就是按摩这个穴位，可以缓解眼疲劳，治疗近视眼，最神奇的是点按此穴可以治疗打嗝和心跳过速。有上述症状的人可以经常按摩该穴位。

攒竹穴：在眉头凹陷中，能清热明目，祛风镇痉，是治疗呃逆的要穴，对老年顽固性呃逆尤其适宜。此穴还可以明目，点按此穴可谓一举两得。

天柱穴：后发际正中旁开1.3寸，斜方肌外缘，能止痛宁神。我们可以双手抱头，用大拇指揉按治疗头痛，对治疗颈椎痛也有很好的效果。

大杼穴：第1胸椎棘突下，旁开1.5寸，八会穴之骨会，能宣肺止咳，舒筋活络，常揉按能治与骨有关的病症。此穴还是祛风要穴，可治伤风感冒，肺热咳嗽。

肺俞穴：第3胸椎棘突下，旁开1.5寸，能宣肺平喘，是治疗肺脏的要穴，对哮喘、盗汗效果不错。

厥阴俞穴：第4胸椎棘突下，旁开1.5寸，能宽胸理气，是治疗心脏类

疾病的要穴。如果有人觉得心慌，揉按可立即缓解症状。

心俞穴：第5胸椎棘突下，旁开1.5寸，能宁心通络，对预防和治疗冠心病有特效。

肾俞穴：第2腰椎下，旁开1.5寸，能补肾强腰，通阳利水，是补肾和治疗腰痛的要穴。这个穴位很好找，双手垂直，肘部对应的膀胱经的位置就是肾俞。该穴能提高机体免疫力，增强机体的代偿能力。

次髎穴：第2骶骨后孔中，能健脾调经，是治疗痛经的要穴，有此症状的女性不妨一试。

志室穴：第2腰椎棘突下，旁开3寸，能补肾益精，是男科要穴，对阳痿、早泄等病症效果很好。

委中穴：腿后横纹中央，能舒筋脉，是治疗腰背痛的要穴，有口诀说，肚腹三里留，腰背委中求，头项寻列缺，面口合谷收。将腿放在一钝性物上，靠大腿的自身重力点按就能奏效。

承山穴：位于人体的小腿后面正中，委中穴与昆仑穴之间，当伸直小腿或足跟上提时，腓肠肌腹下出现的尖角凹陷即是，能舒筋活络，理气消痔。此穴位是治疗腿疼的要穴，如有人剧烈运动后小腿抽筋，点按此穴会很快缓解。而且此穴位还能治疗痔疮。

昆仑穴：位于外踝尖与跟腱之间的凹陷处。此穴有降压的效果，还能治头痛。另外，昆仑也是治疗腰痛的要穴。深受上述症状困扰的人可以时常对此穴加以刺激，会收到很好的效果。

金门穴：位于足外侧，当外踝前缘直下，骰骨下缘。膀胱经的郄穴。此穴是治疗腰疼、头痛等病的要穴。可能有人经常习惯性的踝部扭伤，那就请在洗脚时经常揉按此穴，会起到预防效果。

风门穴：位于背部第2胸椎棘突下方的凹陷处，再旁开1.5寸，是治疗初期感冒的重要穴位。平时按摩本穴位可增强抵抗力，预防感冒；还可缓解头痛、咳嗽、气短、呕吐、眩晕、慢性支气管炎、脸部水肿及颈肩酸痛、胸背痛。

会阴穴：在尾骨端的两侧旁开0.5寸处。按揉此穴可促进肛门周围的血液循环，调节直肠蠕动。常用于治疗痔疮、便秘、腹泻，还可治疗阳痿，白带异常。

殷门穴：位于大腿后承扶与委中的连线上，承扶在臀横纹中点，委中在横纹中点。两横纹间距按骨度分是14寸，承扶下6寸即是殷门穴。此穴是治疗坐骨神经痛的特效穴位，可改善腰背酸痛、大腿疼痛，小腿抽筋。常按摩可促进气血循环、消肿瘦臀，具有纤细美腿功效。

秩边穴：秩边位于白环俞的旁边，骶骨正中嵴旁开3寸。对于各种痔疮、便秘、小便不畅、阴部疼痛及腰腿痛、坐骨神经痛有很好的疗效。

任脉——总揽诸阴的"阴脉之海"

任脉，手三阴经与足三阴经都与任脉交会，承担着汇总全身阴经的任务，并对阴经之气有调节作用。明代医药学大家李时珍所著的《奇经八脉》中说道："任脉起于会阴，循腹而行于身之前，为阴脉之承任，故曰阴脉之海。"

■ 循行路线

任脉分布于身体前面的中间，一般认为起于胞中，出于会阴，为其体表分布的下端，过前阴，沿腹中向上，经咽喉，至下颌的承浆穴处，为体表分布的上端。

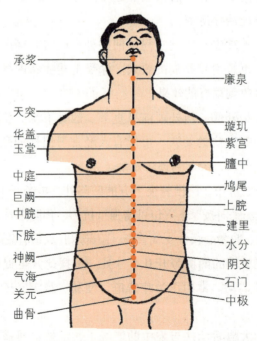

拳打经络

任脉为"阴脉之海",如果把人体的诸条阴经比喻为江河,那么任脉就是蓄灌诸条阴经的湖泊。与督脉不同,督脉走行于人体的后背部正中,而任脉走行于人体的腹前部正中,两条经走行相对,所发挥的作用也是相对的。但两者的功能均是调节其他经脉的正常运行,只是一阴一阳罢了。对于任脉进行保健起到的作用,不仅可以良性调节"任脉"本身,还能间接的维护人体的诸条阴经。中医学认为"男为阳,女为阴",任脉属阴,在临床上主要作用是调节一些女性疾病,所以女性朋友们应当尤为关爱任脉!我们选择拳打经络类的手法对任脉进行保健,以推法为例进行介绍:

仰卧位或站位均可,用大鱼际着力,其余四指并拢,沿着腹前部正中线即任脉一线做往返直线快速推动。双手交替,反复操作,每次8~10分钟,早、晚各一次。

任脉的走行方向是从小腹部下方,沿着腹部正中线向上走行至下巴正中。所以沿着任脉走行方向——从下腹部向上进行操作为补法,反之为泻法。本经上有膀胱、小肠、三焦、胃、心以及心包的募穴,还有些穴位具有强壮作用,治症较杂,对该经的操作多以平补平泻的手法为主,即沿着任脉走行做往返操作。

对任脉做推法时,仍以"得气"为度,即操作至经线上的皮肤微红或者微热即止。

对任脉进行操作时,对于痛点以及有疾患的部位或者临近部位,可着重多进行一些手法操作,并适当延长操作时间,注意推法时不要伤着皮肤。

腧穴歌诀

任脉三八起阴会,曲骨中极关元锐,
石门气海阴交仍,神阙水分下脘配,
建里中上脘相连,巨阙鸠尾蔽骨下,
中庭坛中慕玉堂,紫宫华盖璇玑夜,
天突结候是廉泉,唇下宛宛承浆舍。

经穴保健按摩

■ 分寸歌诀

任脉会阴两阴间，曲骨毛际陷中安，
中极脐下四寸取，关元脐下三寸连，
脐下二寸石门是，脐下寸半气海全，
脐下一寸阴交穴，脐之中央即神阙，
脐上一寸为水分，脐上二寸下脘列，
脐上三寸名建里，脐上四寸中脘接，
脐上五寸上脘在，脐上六寸巨阙穴，
鸠尾蔽骨下五分，中庭膻下寸六列，
膻中却在两乳间，膻上寸六玉堂穴，
膻上紫宫三寸二，膻上四八华盖得，
膻上璇玑六寸四，玑上一寸天突穴，
廉泉颔下结上已，承浆颐前下唇接。

■ 临床主治

主治神经系统、呼吸系统、消化系统、泌尿生殖系统病症以及寒性病症和本经所经过之部位的病症。少数腧穴有强壮作用或可治疗神志病。

■ 重点穴位

中极穴： 前正中线上，脐下4寸，膀胱募穴，能补肾壮阳，调经止带。此穴对遗尿、小便不利等泌尿系疾病，遗精、阳痿等男科疾病，不孕、月经不调等妇科疾病有很好疗效，是补虚要穴。我们经常见到体虚的人，他们常身体乏力，小便频繁，不能孕育，但只要经常实行腹摩法，会很快改善的。

关元穴： 脐下时，小肠募穴，能温肾固精，通淋止带，利气和血，是人身四大保健穴之一，还是强壮要穴，对男性病效果最好。经常按摩此穴能强身健体，防止早衰。

气海穴： 脐下1.5寸，肓之原穴。此穴是补气要穴，能升阳补气、益气固脱，对气虚乏力的人最适宜，常按摩能升补元气。妇科病也常用此穴，气行则血行，对闭经效果很好。

神阙穴： 即俗话所说的肚脐，能温阳固脱、利水救逆，是儿科常用穴，用手轻揉可以治疗小儿腹痛腹泻。该穴还能提高机体免疫力，对元阳暴脱之人，可以隔盐、隔姜灸，效果显著。

中脘穴：脐上2寸，胃的募穴、八会穴的腑会，能健脾和胃，通腑降逆。对于胃肠道疾病效果显著，是治疗腹胀、呃逆的要穴。经常饭后打嗝或呃逆不止的人腹摩此穴，会起到很好的预防作用。

膻中穴：两乳头之间，心包募穴，八会穴的气会，能调理气机，宣肺降逆，宽胸化痰，治疗气机不畅。人一生气就捶胸的原因就在于此。此穴对胸乳疾病也很有疗效，经常按摩可预防哮喘的发作。

中庭穴：在胸部，前正中线上，平第5肋间，即胸剑结合部。可治疗胸腹胀满、胸痛、噎嗝、呕吐以及情绪不佳而引发的自觉咽喉部不适感，如梅核气。

承浆穴：在面部，位于嘴唇与下巴中间的凹陷，寻找此穴位时可以将头部稍微往后仰，嘴巴微张，可使下唇与下颌间的凹陷更为明显。有消肿止痛、提神醒脑、改善面神经麻痹、三叉神经痛、牙龈肿痛、口腔溃烂、声音沙哑的作用；也有消除颜面水肿，美化曲线的功效。可治疗脑卒中昏迷、休克。

曲骨穴：在下腹部，前正中线上，耻骨上缘的中点处。对产后分泌物、白带异常、月经不调、痛经等妇科疾病，以及肾虚、阳痿、遗精、前列腺肥大等男性疾病有疗效；对尿道炎、膀胱炎、小便不利、尿频、遗尿、阴囊湿疹也有不错的功效。

督脉——总督诸阳的"阳脉之海"

督脉，是全身的"阳脉之海"，中医所说的阳气是非常重要的人体生命的动力之气——"有阳气则生，无阳气则死"。阳气充沛，人就精力旺盛，思维敏捷，活动灵敏，总之就会呈现生机勃勃的状态。李时珍《奇经八脉》中说："督脉起于会阴，循背而行于身之后，为阳脉之总督，故曰阳脉之海"。

循行路线

督脉分布于身体后面的中间，一般认为起于小腹内，出于会阴，是体表分布的下端，从尾骶沿脊内向上，至项部风府穴处入脑，体表分布从头顶正中，经前额、鼻柱下端，至龈交穴处。其分支，上部与足太阳经同行、下部与足少阴经同行，前通任脉，而与肾、胞宫、脑、前后二阴等脏腑器官相联系。

经穴保健按摩

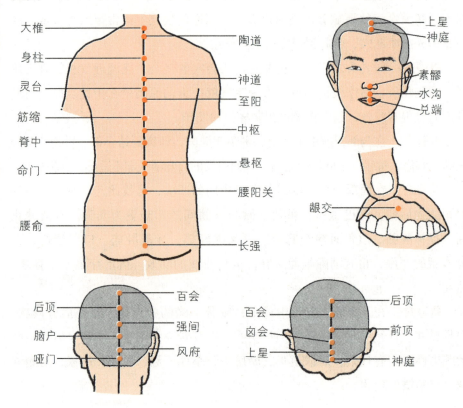

拳打经络

督脉为"阳脉之海"，有调节诸阳经的作用。诸条阳经犹如江河，督脉就是调节这些江河水流量的湖泊。故而对督脉的保健可以维护人体的诸条阳经。督脉位于人体后背正中，我们以擦督脉来介绍对督脉的保健方法。个人可以根据操作部位和喜好选择不同的拳打经络类的操作手法，我们不一一赘述。

俯卧位，操作者沿着背部正中线——以脊柱为标志，做往返擦法。早、晚各一次，每次操作8～10分钟。

督脉的走行方向是，从尾骨部向上沿着背部正中线走行，绕行头部正中后，走向鼻、口唇正中。从骶尾部向上进行操作为补法，反之为泻法。补法适合于阳气虚证，如怕冷、经常手脚冰凉等症。泻法适合于阳气过剩诸症，如身热躁烦、多动等症。

对该经进行擦法操作时，由于擦法主要是起到"温通"的作用，即经络变得温暖了，自然经水流动顺畅，从而达到通经活络的目的。以督脉"得气"为度，即督脉走行线上皮肤有热感或者颜色微红时，说明手法已经操作到位。

同样，对督脉进行操作时，选择疼痛点和不舒适的部位，加大力度或者延长操作时间，做擦法时，尤其注意不可磨破皮肤，建议用滑石粉作为介质，或者选择柔软的棉质按摩巾使手与皮肤隔开进行操作。

■ **腧穴歌诀**

督脉行脉之中行，二十八穴始长强，腰俞阳关入命门，悬枢脊中中枢长。
筋缩至阳归灵台，神道身柱陶道开，大椎哑门连风府，脑户强间后顶排。
百会前顶通囟会，上星神庭素髎对，水沟兑端在唇上，龈交上齿缝之内。

■ **分寸歌诀**

尾闾骨端是长强，二十一椎腰俞当，十六阳关十四命，十三悬枢脊中央，
十一椎下寻脊中，十椎中枢筋缩九，七椎之下乃至阳，六灵五神三身柱，
陶道一椎之下乡，一椎之上大椎穴，入发五分哑门行，风府一寸宛中取，
脑户二五枕上方，再上四寸强间位，五寸五分后顶强；七寸百会顶中取，
耳尖之上发中央，前顶前行八寸半，前行一尺囟会量，一尺一寸上星位，
前发五分神庭当，鼻端准头素髎穴，水沟鼻下人中藏，兑端唇尖端上取，
龈交唇内齿缝乡。

■ **临床主治**

主治消化系统、呼吸系统、神经系统、泌尿生殖系统、运动系统病症以及热性病症和本经所过部位之病症。

■ **重点穴位**

长强穴：在尾骨端下，即尾骨端与肛门连线的中点处。督脉络穴，能镇痉宁神，止痛固脱，对泄泻、痢疾、便秘、便血、痔疾；腰脊、尾骶部疼痛

效果好。有便秘，便血且经常腰痛的朋友可以在此处按摩，不过要注意卫生，勤洗手。

腰阳关穴：在腰部，当后正中线上，第4腰椎棘突下凹陷中，能调经活络，祛寒强腰，是治疗腰腿痛的要穴，还能治疗女性月经不调、赤白带下；男子遗精、阳痿等病症。如果有人因为久睡凉地而受寒邪，出现腰痛，用掌根上下推按此穴，便能很快缓解疼痛症状。

命门穴：在腰部，当后正中线上，第2腰椎棘突下凹陷中，能培本固元，温肾舒筋，是补阳气的要穴，也是养生的长寿穴之一。此穴对虚损腰痛，遗尿、尿频、泄泻、遗精、白浊、阳痿、早泄、赤白带下，五劳七伤、头晕耳鸣、癫痫、惊恐、手足逆冷等都有效。有些儿童已经上学了还经常尿床，频繁上厕所，都是肾阳不足的表现，只要经常在命门穴上下作推拿，就会尽早摆脱这种窘境。

筋缩穴：在背部，当后正中线上，第9胸椎棘突下凹陷中，能健脾强腰，和胃安神，是治疗黄疸的要穴，对四肢不收，痉挛拘急者效果也较好。

至阳穴：在背部，当后正中线上，第7胸椎棘突下凹陷中，能宣肺止咳，利湿活络，治咳嗽气喘、心律失常、心悸等病症。有肺心病的人经常疏理此穴再合适不过了。

大椎穴：在后正中线上，第7颈椎棘突下凹陷中，能解表清热，益肺宁神，截疟止痛，是治疗热病、疟疾的必选穴，能预防流脑，提高机体免疫力；可治哮喘、癫痫等病症。尤其是对发热的疾病，可以在医生的指导下在此穴处放血，可以很快退烧。

风府穴：在颈部，当后发际正中直上1寸，枕外隆凸直下，两侧斜方肌之间凹陷处，能疏散风邪，开窍宁神。用自己的拇指按摩可以治头项强痛，颈椎有问题的可以尝试。

百会穴：在头部，当前发际正中直上5寸，或两耳尖连线中点处，能熄风清脑，升阳安神。按摩此穴可治疗头痛、眩晕、惊悸等症，对脱肛、痔疾、阴挺、泄泻的患者也很适合，还可以治疗低血压。经常头晕、血压低的人可以经常用拇指和食指掐按此穴，疗效是肯定的。

神庭穴：在头部，当前发际正中直上0.5寸，能宁心安神，平肝镇痉。治疗头痛、眩晕、目赤肿痛等病症时也常用此穴。本穴最神奇的就是治疗鼻子出血，掐按立即奏效。常揉按还可改善睡眠，提高记忆力。一些压力大的人经常会失眠，头晕、做事丢三落四，只要我们经常掐按此穴，就能给你满意疗效。

水沟穴：在面部，当人中沟的上 1/3 与中 1/3 交点处。急救要穴，能开窍醒神，清热熄风。对昏迷、晕厥、暑病、癫狂、痛证、急慢性惊风的人，掐按此处会立即见效。

龈交穴：在上唇内，唇系带与上齿龈的相接处，是治疗急性腰扭伤的经验穴，如出现扭伤，用牙签在此穴处调拨，可立刻缓解。

腰俞穴：在骶部，后正中线上，适对骶管裂孔。从尾骨往上推 1 寸左右，会发现后正中线两旁有骨性突起，中间是凹陷，凹陷处即是。可治疗腰脊疼痛发僵，下肢疼痛、酸麻无力，腹泻、便秘、痔疮、脱肛、便血、月经不调及癫痫。

神道穴：背部正中线上，第 5 胸椎棘突下凹陷中。低头驼背时有明显骨棘突起。可治疗咳嗽、气喘及腰背疼痛。还可治疗脑和神志疾病，对热病、头痛、小儿惊风抽筋及神经衰弱、心悸、健忘、失眠、癔病等有疗效。

第三节 一学就会的经络刺激法

推法

推法是运用手指、手掌按于患者肢体的治疗部位上，向前或向两侧用力推之的手法，具有疏通经络、行气和血、调节脏腑功能等作用。推法包括掌推法、指推法、十指分推法。

掌推法：以手掌着力于治疗部位，进行单方向直线推动。

指推法：以指腹着力于治疗部位，进行单方向直线推动。

十指分推法：十指微屈，自胸部正中线沿肋间隙向两侧分推。

注意事项

（1）用推法加强血液循环时，用力一定要遵循肢体末梢再到心脏的方向；缓解疼痛时，一定要遵循心脏再到肢体末梢的方向。

（2）推法用力一定要轻，速度比较快，每分钟约200次。

掌按法

掌按法是用手掌着力，垂直向下按于患者肢体或穴位之上，使其产生一种温润柔和、轻松舒适之感，是具有放松肌肉、缓解痉挛、镇静止痛、消肿消炎作用的手法。

注意事项

（1）按法操作时，一定要注意在患者呼气时，逐渐加大力度；在患者吸气时，缓慢减轻力度。

（2）按法用力大小应根据患者的体质、施术部位、病情加以综合考虑。例如在胸腹部，老人、儿童要用力轻柔；背腰部，患者对象是青壮年用力宜重一些。

（3）速度可以每分钟10~20次不等。

摩法

摩法是运用手指指腹或手掌等着力，轻按于身体的治疗部位或穴位的皮肤之上，反复进行环行摩擦，使之产生轻松舒适之感，是具有理气和血、镇静止痛的作用的手法。主要有指摩法和掌摩法，其中常用掌摩法，又称"摩腹"。

注意事项

（1）操作摩法时，按摩者肘关节和腕关节要放松，呈自然状态，尽量做到用力均匀。因为摩法是在肌肤表面操作，活动范围较大，时间较长。

（2）摩法用于胸腹部时，用力一定要轻快柔和，每分钟 100~150 次。如用力缓慢柔和，每分钟可保持在 60 次左右。

擦法

擦法是运用手掌掌面或手掌大、小鱼际着力，按于患者肢体的治疗部位或穴位上，沿直线快速进行往返擦动皮肤的手法。其力只达皮肤及皮下，具有温经散寒的作用；主要包括掌擦法、侧擦法、大鱼际擦法。

掌擦法：按摩者以手掌着力于治疗部位，作往返直线快速擦动。

侧擦法：按摩者以手的尺侧着力于治疗部位，作往返直线快速擦动。

大鱼际擦法：按摩者以大鱼际着力于治疗部位，作往返直线快速擦动。

注意事项

（1）操作擦法时，切记紧贴皮肤，直线往返。

（2）按摩者用力一定要均匀，千万不能屏气操作，用力一定要柔和。

（3）速度以每分钟 12~15 个来回为宜。

揉法

揉法是指按摩者以手掌着力于治疗部位或穴位之上，"顺时针"或"逆时针"方向反复交替，作轻柔缓和的环旋揉动，具有活血化瘀、放松肌肉、缓解痉挛的作用。

注意事项

（1）操作揉法时，腕关节要放松，尽量不要选用一个僵硬的姿势，这样若时间长了，会给按摩者本人带来伤害。

（2）按摩时，一定要不停地在被揉处揉动，千万不要按而不动，而且揉动时要带动局部组织一起运动。

（3）揉法要轻快柔和，柔中有刚。速度保持在每分钟 100~150 次。

捏法

捏法是运用双手或单手，以拇指指腹与食、中指指腹相对，或与食指中节桡侧相对着力，夹持于治疗部位的肌肉上，合力将其捏起，边捏边向前移动的手法，具有通经活络、缓解痉挛、健脾和胃的作用。捏法包括三指捏法、二指捏法。

三指捏法：以拇指指腹与食、中指指腹相对着力，食、中两指在前，以三指捏拿皮肤，两手边捏边交替前进。

二指捏法：以拇指指腹与食指中节桡侧相对着力，拇指在前，以拇指、食指捏拿皮肤，边捏边交替前进。

注意事项

（1）操作捏法时，一定要同时捏住表皮及其皮下组织。

（2）用力一定要轻快并且柔和。

（3）尽量用两只手操作、拿捏，双手交替向前移动。

（4）速度保持匀速，力度均匀。

掌拍法

掌拍法是指双手或单手五指自然并拢，掌指关节微屈，用虚掌着力，平稳而有节奏地拍打患者体表的手法，具有疏通经络、行气活血、解除痉挛的作用。

注意事项

（1）操作时，按摩者腕关节放松，被按摩者也要全身放松配合操作。按摩者可一只手固定住要拍打的部位，另一只手进行操作。

（2）用力轻、快、稳，而且要均匀，双手可交替进行。

（3）速度以每分钟150次左右为宜。

拿法

拿法是以拇指掌面与其余四指掌面对合呈钳形，以掌指关节的屈伸所产生的力将肌肉提起的手法，具有活血化瘀的作用。

注意事项

（1）操作时，按摩者手指着力要均匀，被按摩者全身肌肉放松配合。

（2）提捏要一紧一松，有节奏地连贯性地作用于治疗部位。

（3）捏拿力可重可轻，形成"快轻"与"慢重"两种方式。

搓法

按摩者以两手夹住肢体，相对用力，作相反方向的快速搓动，同时上下往返移动。本法有理肌筋、调和气血的作用。

注意事项

（1）搓动时用力要对称，搓动要快，移动要慢。

（2）双掌相对用力，做相反方向的快速搓转、揉搓或搓摩，同时上下往返移动。

（3）搓动同一部位以10~20次为一个循环。

抹法

抹法是运用手指或手掌着力，在治疗部位上，作上下或左右的单方向反复抹动的手法，具有调和营卫、疏通经络、理气活血的作用。

注意事项

（1）其作用力可浅在皮肤，深在肌肉。其强度不大，作用柔和。一般常用双手同时操作，也可单手操作。

（2）根据不同的治疗位置任意往返移动。抹法的频率也较推法慢而重。

（3）操作时要注意，指尖要翘起，以指腹紧贴于皮肤。若皮肤较干，可用润肤露或痱子粉少许抹在皮肤上，以增加润滑感。

摇法

摇法是以关节为轴心，使肢体做被动的环转活动的一种方法，具有滑利关节、松解黏连、整复错位的作用。

■ **注意事项**

（1）操作时环转应缓慢、均匀、协调，幅度要由小到大，逐渐增加，在人体关节的生理活动范围内进行。

（2）摇法常用于颈部、腰部及肩、肘、腕、髋、膝、踝等关节。

（3）同一部位关节的按摩时间控制在2~3分钟为宜。

第二章

全身保健，从头到脚说穴位

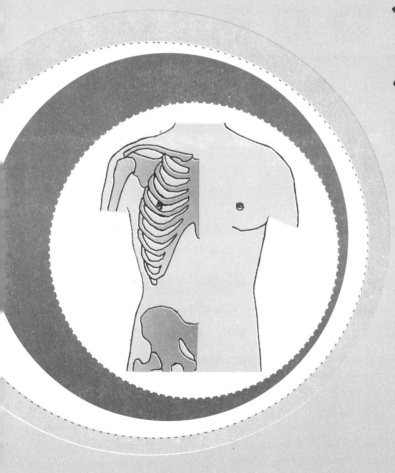

第一节 头、面、颈部穴位

太阳穴

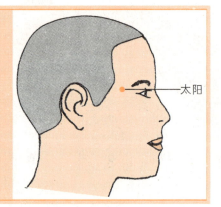

定位与取穴

此穴属经外奇穴,位于头部侧面,由眉梢到耳朵之间大约1/3的地方,用手触摸最凹陷处就是太阳穴。

按摩方法 按摩时首先调整好身体姿势,坐站皆可,一般都采用坐姿。但要身体端正,脊背挺直,挺胸收气,情绪稳定,精神集中。坐或站好后将手掌搓热,贴于太阳穴,稍稍用力,顺时针转揉10~20次,逆时针再转相同的次数。

刺灸方法 直刺或斜刺0.3~0.5寸;或用三棱针点刺出血。禁灸。

配伍疗法 配小骨空、合谷、攒竹、二间、睛明、行间、光明治麦粒肿;配攒竹、前顶、上星、内迎香治暴盲不见物。

主治症状 主治病症为头痛、偏头痛、眼睛疲劳、牙痛等疾病。按摩太阳穴可以给大脑以良性刺激,能够解除疲劳、振奋精神、止痛醒脑,并且能继续保持注意力的集中;保持大脑的青春常在,返老还童。

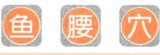

鱼腰穴

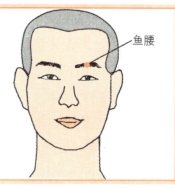

定位与取穴

鱼腰穴属经外奇穴，位于额部，瞳孔直上，眉毛中。

按摩方法 用两手手指指腹端按压此穴，做环状运动。

刺灸方法 平刺0.3~0.5寸；禁灸。

配伍疗法 配百会、风府、风池、头维、攒竹、丝竹空、瞳子髎、承泣、睛明、颧髎、颊车、下关、地仓、人中、承浆、合谷、列缺、三里治口眼歪斜；配合谷治近视。

主治症状 主治目赤肿痛、眼睑下垂、近视、急性结膜炎、面神经麻痹、三叉神经痛。

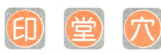

印堂穴

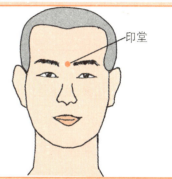

定位与取穴

此穴属经外奇穴，在面额部，在两眉头连线的中点。

经穴保健按摩

按摩方法 正坐，或仰靠，或仰卧取穴。用拇指和食指、中指的指腹点按"印堂"穴（在两眉中间）12次，也可用两手中指，一左一右交替按摩"印堂"穴。

刺灸方法 向下平刺0.3~0.5寸，或三棱针放血，可灸。

配伍疗法 配迎香、合谷、风府、鱼际治鼻塞；配上星、曲差、风门、合谷治鼻渊；配合谷、上星、百劳、风府、迎香、人中、京骨治鼻衄不止；配太阳、风池治疗头痛。

主治症状 主治病症为头痛、眩晕、鼻炎、鼻渊、鼻出血、目赤肿痛，小儿惊风、失眠、面神经麻痹、三叉神经痛、高血压、神经衰弱，可以预防感冒和呼吸道疾病。

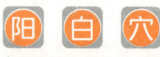

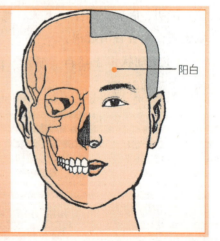

定位与取穴

属足少阳胆经经脉的穴道，在人体面部，瞳孔的直上方，距离眉毛上缘约1寸处。

按摩方法 做环状运动，方向可由内向外，也可由外向内，每次2分钟左右，每天两次，有无疾病，都可操作。

刺灸方法 平刺0.5~0.8寸；可灸。寒则点刺出血或补之灸之，热则泻针出气。

配伍疗法 配睛明、鱼腰、太阳治目赤肿痛；配攒竹、鱼腰、睛明治眼睑炎。

主治症状 主治面瘫；眼睑下垂，闭眼困难；视物模糊，眼痛；前额痛，眩晕。

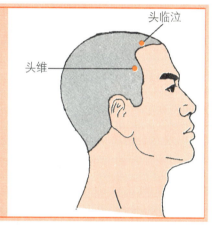

定位与取穴

该穴位于人体的头部，在瞳孔直上入前发际0.5寸，神庭穴与头维穴连线的中点处。

按摩方法 按压此穴，做环状运动。

刺灸方法 平刺0.5～0.8寸；可灸。寒则点刺出血或灸之，热则泻针出气或水针。

配伍疗法 配阳谷、腕骨、申脉治风眩；配肝俞治白翳；配大椎、腰奇、水沟、十宣治中风、昏迷、癫痫。

主治症状 主治头痛，鼻塞；目眩，流泪，屈光不正；急慢性结膜炎；小儿高热，小儿惊痫；脑血管疾病；目赤肿痛；耳鸣，口苦。

风池穴

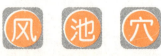

定位与取穴

属足少阳胆经经脉的穴道。位于人体的后颈部,后头骨下,两条大筋外缘陷窝中,大概与耳垂齐平。

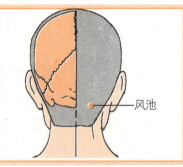

按摩方法 用大拇指指腹,由下往上揉按穴位,有酸、胀、痛的感觉,重按时鼻腔有酸胀感。

刺灸方法 针尖微下,向鼻尖方向斜刺0.5~0.8寸,或平刺透风府穴;可灸。寒则点刺出血或先泻后补或灸之,热则泻针出气。

配伍疗法 配少商、行间治鼻衄;配听会、悬厘治目翳。

主治症状 主治感冒,鼻塞,头痛,目赤肿痛,鼻渊,鼻衄;颈项强痛,肩痛不举;头晕,目眩;脑卒中偏瘫,癫痫。

四白穴

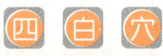

定位与取穴

四白穴属足胃经经脉穴,位于人体面部,瞳孔直下,眼眶下凹陷处。

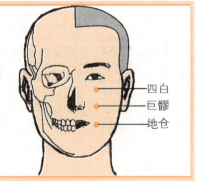

按摩方法 用食指指甲垂直压穴位，稍用力掐揉，每次1~3分钟。

刺灸方法 直刺或斜刺0.3~0.5寸，不可深刺。寒则补而灸之，热则泻之。

配伍疗法 配行间风池、太阳治眩晕；配承泣、睛明治目赤肿痛。

主治症状 主治近视，目翳，目赤痛痒；眼睑瞤动，口眼歪斜；三叉神经痛，头痛，面痛，眩晕。

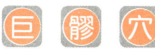

巨髎穴

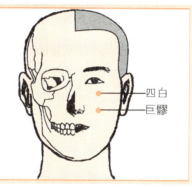

● 定位与取穴 ●

巨髎穴位于人体的面部，瞳孔直下，平鼻翼下缘处，当鼻唇沟外侧。

按摩方法 用两手手指指腹按压此穴，做环状运动。注意施力时，方向要朝颧骨方向。

刺灸方法 斜刺或平刺0.3~0.5寸。寒则补而灸之，热则泻针出气。

配伍疗法 配合谷治牙痛；配地仓、颊车治口眼歪斜。

主治症状 主治口眼歪斜，眼睑动、鼻出血、齿痛、唇颊肿。多用于鼻窦炎、牙龈肿痛、面部痉挛以及面部麻痹等疾病。

经穴保健按摩

地仓穴

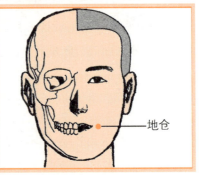

定位与取穴

属于足阳明胃经经脉的穴道，位于口角外侧旁开约四分处。

按摩方法 双手食指伸直，以食指指腹揉按左右穴位，每次1~3分钟。

刺灸方法 斜刺或平刺0.5~0.8寸。寒则通之补之，热则泻之。

配伍疗法 配颊车、合谷治口歪、流涎。

主治症状 主治口眼歪斜，流涎，唇颊肿，口腔黏膜炎，面部痉挛，三叉神经痛，眼睑瞤动，小儿流涎。

天容穴

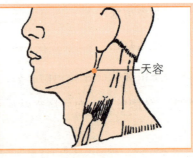

定位与取穴

该穴属手太阳小肠经经脉，位于人体的颈外侧部，在下颌角的后方，胸锁乳突肌的前缘凹陷中。

按摩方法 用两手手指指腹端，按压此穴，做环状运动。

刺灸方法 直刺0.5~1寸。寒则先泻后补或灸，热则泻之。

配伍疗法 配少商、风池治咽喉肿痛；配耳门、阳池治耳聋耳鸣。
主治症状 主治耳鸣、耳聋、咽喉肿痛、颈项强痛。

● 定位与取穴 ●

本穴属手太阳小肠经经脉，在颈外侧部，胸锁乳突肌的后缘，扶突后，与喉结相平。

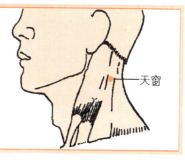

按摩方法 按摩时用两手手指指腹端按压此穴．做环状运动。
刺灸方法 直刺0.5～1寸。寒则补之灸之，热则泻之。
配伍疗法 配列缺治颈项强痛。
主治症状 主治耳鸣、耳聋、咽喉肿痛、颈项强痛、暴喑。多用于治疗甲状腺肿大、牙龈肿痛等疾病。

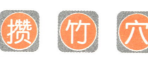

● 定位与取穴 ●

在面部，当眉头陷中，眶上切迹处。

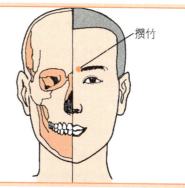

按摩方法 正坐，举起双手，指尖向上，掌心向内，以中指或食指指腹轻轻地点揉攒竹穴。点揉时指腹紧贴皮肤，不能与皮肤表面形成摩擦，点揉该穴时力度要轻柔并渗透。每天早、晚各一次，每次3~5分钟，一般双侧攒竹穴同时点揉。

刺灸方法 平刺0.5~0.8寸。寒则补之，热则泻之，禁灸。

配伍疗法 配解溪、头维、申脉治眉棱骨痛；配合谷、太冲、迎香治口眼歪斜；配承泣治眼睑眴动；配肾俞、委中治腰背痛。

主治症状 此穴主治迎风流泪（俗称漏风眼）、眼睛充血、眼睛疲劳、假性近视等症。对头痛、口眼歪斜、目视不明、流泪、目赤肿痛、眼睑眴动、眉棱骨痛、眼睑下垂均有疗效。

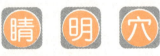

睛 明 穴

定位与取穴

属于足太阳膀胱经经脉的穴道，在目内眼角外一分处，鼻梁旁的凹陷处。

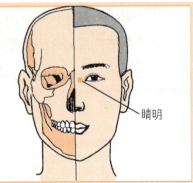

睛明

按摩方法 用大拇指指甲尖轻掐穴位，在骨上轻轻前后刮揉，每次左右各（或双侧同时）刮揉1~3分钟。

刺灸方法 患者闭目，左手缓慢进针，紧靠眶缘直刺0.5~1寸。不捻转，不提插（或只轻微地捻转和提插）。出针后按压针孔片刻，以防出血，寒则泻之或先泻后补，热则补之。本穴禁灸。

配伍疗法 配太阳、合谷治目赤肿痛；配听会、颔厌治迎风流泪；配听宫、肾俞、委中治坐骨神经痛。

主治症状 主治近视眼，视神经萎缩，青光眼，结膜炎；急性腰痛，坐骨神经痛。

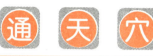

定位与取穴

这个穴位在人体的头部，当前发际正中直上4寸，旁开1.5寸处。

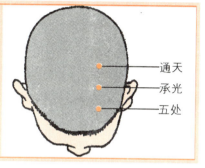

按摩方法 用两手手指指腹端按压此穴。

刺灸方法 平刺0.3～0.5寸。寒则泻之，热则补之。

配伍疗法 配头维治头痛；配下关、迎香治鼻衄；配合谷、印堂治外感风寒鼻塞、流清涕；配大迎、颊车治口歪。

主治症状 主治头痛、眩晕、鼻塞、鼻出血、鼻渊。多用于治疗三叉神经痛，气管炎。

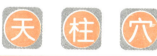

定位与取穴

属足太阳膀胱经经脉的穴道，位于后头骨正下方凹陷处，就是脖颈处有一块突起的肌肉（斜方肌），此肌肉外侧凹处，后发际正中旁开1.3寸左右。

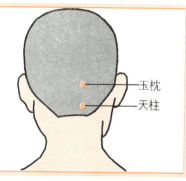

按摩方法 端坐，举起双臂，双手分别置于两侧后头部，以大拇指指尖分别点揉两侧天柱穴。点揉时指尖紧贴头皮，避免与头皮或头发形成摩擦，点揉该穴时力度要均匀、柔和、渗透，以有酸胀感为佳。每天早、晚各一次，每次3～5分钟，双侧天柱穴同时点揉。

刺灸方法 直刺或斜刺0.5～0.8寸，不可向内上方深刺，以免伤及延髓。寒则补之灸之，热则泻之。

配伍疗法 配后溪、列缺治颈项僵硬；配睛明治目赤肿痛；配臑俞、复溜治足痛。

主治症状 主治头晕，头痛，目眩；鼻塞，咽喉肿痛；失眠；癔症；项强，肩背痛，颈椎病，腰扭伤。

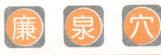

廉泉穴

定位与取穴

这个穴位在人体的颈部，当前正中线上，结喉上方，舌骨上缘凹陷处。

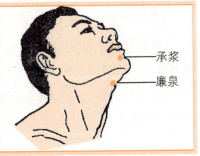

承浆
廉泉

按摩方法 端坐位，以大拇指指腹点揉廉泉穴。点揉的力度要均匀、柔和、渗透，使力量深达深层局部组织。早、晚各一次，每次点揉3～5分钟，可双手交替操作。

刺灸方法 直刺0.5～0.8寸，不留针；可灸。寒则先泻后补或补之灸之，热则泻针出气。

配伍疗法 配金津、玉液、天突、少商治舌强不语、舌下肿痛、舌缓流涎、暴喑。

主治症状 主治舌下肿痛，舌根急缩，舌纵涎出，舌强，脑卒中失语；舌干口燥，口舌生疮；暴喑，喉痹，聋哑，咳嗽，哮喘，消渴。

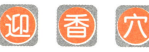

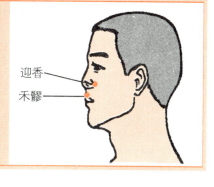

定位与取穴

属于手阳明大肠经脉的穴道，在鼻翼外缘中点旁，当鼻唇沟中间。

按摩方法 端坐位，两手的食指或中指指腹同时点揉鼻翼两侧迎香穴，用力适度，以有酸胀感为佳，每次点揉3~5分钟，早、晚各一次。

刺灸方法 斜刺或平刺0.3~0.5寸，不宜灸。

配伍疗法 配印堂、合谷主治急、慢性鼻炎；配四白、地仓治疗面神经麻痹、面肌痉挛；配阳陵泉、丘墟主治胆道蛔虫症。

主治症状 主治鼻塞，鼻衄，口歪，脑卒中后遗症，面神经麻痹，三叉神经痛，胆道蛔虫症，便秘，痛经。

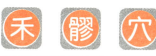

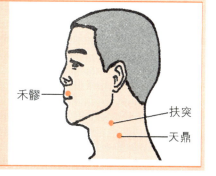

定位与取穴

人体的上唇部，鼻孔外缘直下。

按摩方法 用两手手指指腹按摩，做环状运动。每次按摩2分钟左右。

刺灸方法 直刺或斜刺0.3~0.5寸。寒则通之，热则泻之。

配伍疗法 配上星治鼻衄；配地仓治口眼歪斜。

主治症状 主治五官科系统疾病，鼻炎、鼻出血、嗅觉减退、鼻息肉、咀嚼肌痉挛，精神神经系统疾病如面神经麻痹、面肌痉挛，其他疾病如腮腺炎。

风府穴

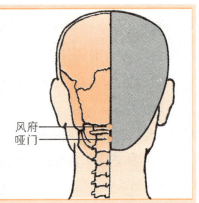

定位与取穴

属督脉的穴道，位于人体的后颈部，当后发际正中直上1寸，枕外隆凸直下，两侧斜方肌之间凹陷处。

按摩方法 端坐位，以食指或中指指腹点揉风府穴。点揉的手法要均匀、渗透，使力量深达深层局部组织，以局部有酸胀感为佳，点揉时切忌摩擦头皮或头发。早、晚各一次，每次按揉3~5分钟，可两手交替操作。

刺灸方法 伏案正坐位，使头微前倾，项肌放松，向下颌方向缓慢刺入0.5~1寸。针尖不可向上，以免刺入枕骨大孔，误伤延髓。寒则先泻后补或补之灸之，热则泻针出气。

配伍疗法 配印堂、攒竹、合谷、内庭治风寒头痛；配中渚、太冲、行间、昆仑治目眩；配大杼、天柱、五枕、合谷治鼻塞；配风府、人中、丰隆、劳宫、风池治中风昏迷。

主治症状 主治癫狂、痫证、癔病、中风不语、悲恐惊悸、半身不遂、眩晕、颈项强痛、咽喉肿痛、目痛、鼻出血。按摩此穴道对于治疗多种颈部疾病、头部疾病都很有疗效，是人体督脉上重要的穴道之一。

天突穴

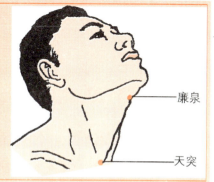

定位与取穴

取穴时，可采用仰靠坐位的姿势，该穴位于人体的颈部，在前正中线上，两锁骨中间，胸骨上窝中央。

按摩方法 仰卧位或端坐位，以中指指腹按压天突穴。按压的力度要均匀、柔和、渗透，使力量渗透入穴位下方的局部组织，切忌用力过猛。早、晚各一次，每次点揉3~5分钟，可双手交替操作。

刺灸方法 先直刺0.2~0.3寸，然后沿胸骨柄后缘，气管前缘缓慢向下刺入0.5~1寸；可灸。寒则补之灸之，热则泻针出气。

配伍疗法 配膻中、肺俞、气海、命门治哮喘；配肺俞、合谷、大椎、内关治风热咳嗽；配尺泽、合谷、孔最、气舍治咽喉肿痛，配廉泉、尺泽、通里治音哑。

主治症状 主治打嗝、咳嗽、呕吐、神经性呕吐、咽喉炎、扁桃体炎等疾病。

承浆穴

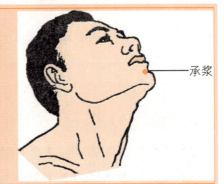

●定位与取穴●

承浆穴位于人体的面部，在颏唇沟的正中凹陷处。

按摩方法 端坐位，以食指或中指指腹点揉承浆穴。点揉的力度轻柔而渗透，不可过度用力，以局部有酸胀感为佳。早、晚各一次，每次点揉3~5分钟，双手交替操作。

刺灸方法 斜刺0.3~0.5寸；可灸。寒则通之或补之灸之，热则泻针出气。

配伍疗法 配合谷、太冲、颊车、水沟治口眼歪斜；配天枢、涌泉、本神、神柱、丰隆、太冲治癫痫；配人中、百会、劳宫治中风昏迷；配悬钟、列缺、合谷、天柱、后溪、手三里治落枕。

主治症状 主治口眼歪斜、唇紧、面肿、齿痛、齿出血、龈肿、流涎、口舌生疮、暴喑不言、消渴嗜饮、小便不禁、癫痫。可消除胸颈浮肿，同时还能起到美化脸部曲线的作用。

扶突穴

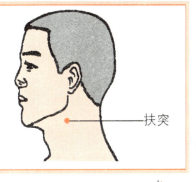

定位与取穴

在颈外侧,结喉旁,胸锁乳突肌前、后缘之间。

按摩方法 食指和中指并拢,以指腹按压穴位,每次左右各按压1~3分钟。

刺灸方法 直刺0.5~0.8寸。寒则补之,湿热则泻之。

配伍疗法 配大椎、合谷治咽喉肿痛;配扶突、天突、天溪治暴怵气哽。

主治症状 主治咳嗽、气喘、咽喉肿痛、暴喑、瘰疬、瘿气。有消肿止痛的功效,能缓解甲状腺肿大,颈部疼痛。多用于感冒、扁桃体炎、急性咽炎。

天鼎穴

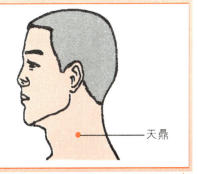

定位与取穴

在颈外侧部,胸锁乳突肌后缘,当喉结旁,扶突与缺盆连线中点。扶突穴下1寸,胸锁乳突肌胸骨头与锁骨头汇合处。

按摩方法 用手指指腹按压此穴,做环状运动。

刺灸方法 直刺0.5~0.8寸。寒则补之并久留针,热则泻之。

配伍疗法 配少商治咽喉肿痛;配合谷治瘿气。

主治症状 主治暴喑、气哽、咽喉肿痛、瘰疬、瘿气。

承泣穴

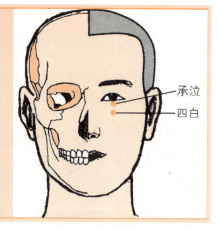

定位与取穴

在面部,目正视,瞳孔直下,当眼球与眶下缘之间。

按摩方法 双手食指伸直,以食指指腹揉按左右穴位,每次1~3分钟。

刺灸方法 以左手拇指向上轻推眼球,紧靠眶缘缓慢直刺0.5~1.5寸,不宜提插,以防刺破血管引起血肿。寒则补之,热则泻之,无灸。

配伍疗法 配太阳治目赤肿痛;配阳白治口眼歪斜。

主治症状 主治眼部疲劳,眼部充血,迎风流泪,夜盲,近视;眼睑瞤动,口眼歪斜,面肌痉挛。

●定位与取穴●

在颈部,当锁骨内侧端的上缘,胸锁乳突肌的胸骨头与锁骨头之间。

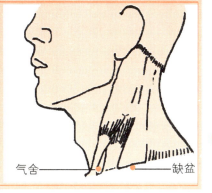

气舍————缺盆

按摩方法 用两手手指腹按压此穴,注意用力要适中。

刺灸方法 直刺0.3~0.5寸。不可深刺。寒则补而灸之,热则泻之。

配伍疗法 配水突治瘿瘤。

主治症状 主治咽喉肿痛、气喘、呃逆、瘿瘤、瘰疬。

●定位与取穴●

在面部,耳屏前;下颌骨髁状突的后方,张口时呈凹陷处。

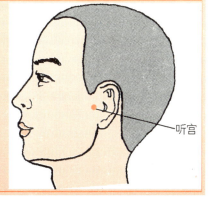

听宫

按摩方法 以大拇指指尖轻轻揉按，每次左右各（或双侧同时）按揉1~3分钟。

刺灸方法 张口，直刺1~1.5寸。留针时，应保持张口姿势。

配伍疗法 配听会、中渚治肝胆火盛引起的耳鸣；配神门、通里治失音；配行间、内关治神志昏乱。

主治症状 主治耳鸣，耳聋，聤耳；失音；齿痛；牙关不利；三叉神经痛；颞颌关节炎。

颧髎穴

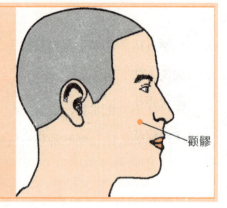

◎定位与取穴◎

在面部，当目外眦直下，颧骨下缘凹陷处。

按摩方法 以大拇指指尖垂直按压穴道，力道稍由下往上轻轻揉按，每次左右各（或双侧同时）揉按1~3分钟。

刺灸方法 直刺0.3~0.5寸，斜刺0.5~0.8寸，可灸。

配伍疗法 配下关、颊车、太阳口眼歪斜；配小海、大迎治牙龈肿痛；配头维、承泣治眼睑𥆧动；配迎香、下关治鼻炎。

主治症状 主治口眼歪斜，眼睑𥆧动，牙痛，面痛，面部痉挛，三叉神经痛，鼻炎。

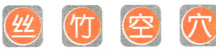

定位与取穴

属于手少阳三焦经经脉的穴道，在人体面部，当眉梢凹陷处。

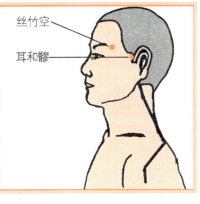

按摩方法 端坐，用双手食指或中指指腹按揉眉梢外侧的凹陷处的丝竹空穴，双手同时按揉，酸痛感明显。每天早、晚各按揉一次，每次按揉2~3分钟。

刺灸方法 平刺0.5~1寸，不宜灸。寒则补针多留，热则泻之。

配伍疗法 配睛明、攒竹、瞳子髎治目赤肿痛；配太阳、外关治偏头痛。

主治症状 主治头痛、目眩、目赤痛、目翳、眼睑瞤动、视物不明、癫痫。常按此穴具有疏风清热、明目安神的功效。

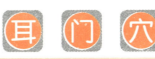

定位与取穴

属于手少阳三焦经经脉的穴道，在人体的头部侧面，耳朵前部，耳珠上方稍前的缺口陷中，即听宫穴的上方。

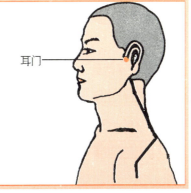

按摩方法 正坐，举起双手，指尖向上，掌心向内，轻扶头部，四指放在面部两侧，以拇指指尖垂直按揉耳门穴，按之胀痛明显，痛感可向耳内渗透。每天早、晚各按揉一次，每次按揉1~3分钟，可双耳门穴同时按揉。

刺灸方法 直刺0.5~1寸；可灸。寒则先泻后补或补之灸之，热则泻针出气。

配伍疗法 配翳风、风池、听会治耳聋、耳鸣；配角孙、翳风治牙痛面肿。

主治症状 主治偏头痛，耳鸣，耳聋，中耳炎，聤耳，齿痛，颌肿，眩晕，颞颌关节炎，口周肌肉痉挛。

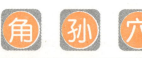

定位与取穴

属于手少阳三焦经经脉的穴道，在人体的头部，折耳廓向前，当耳尖直上入发际处。

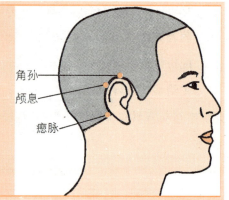

按摩方法 用两手手指指腹端按揉压此穴，每次2分钟，每日休息时可做。

刺灸方法 平刺0.3~0.5寸；可灸。寒则补之灸之，热则泻针出气。

配伍疗法 配外关、中渚、听会治目赤肿痛；配合谷、颊车、风池治牙痛；配颅息、三阳络、率谷治头痛。

主治症状 主治偏头痛、耳郭肿痛、结膜炎、角膜炎、牙痛、项强、头痛。

颊车穴

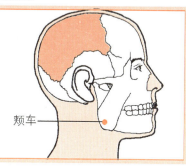

定位与取穴

属于足阳明胃经经脉的穴道，位于下颌角前上方大约一横指处，按之凹陷处（大约在耳下1寸左右），用力咬牙时，咬肌隆起的地方。

按摩方法 正坐，举起双手，指尖向上，掌心向内，以中指或食指指腹点揉两侧颊车穴。点揉时指腹紧贴皮肤，不能与皮肤表面形成摩擦，点揉该穴时力度要均匀、柔和、渗透，以感觉酸痛为佳。每天早、晚各一次，每次3~5分钟，双侧颊车穴同时点揉。

刺灸方法 直刺0.3~0.5寸，或平刺0.5~1寸。可向地仓穴透刺。

配伍疗法 配大迎、阳溪、曲池、合谷治牙痛；配支沟、内关、鱼际治失音。

主治症状 主治口歪、牙痛、颊肿、口噤不语。按摩此穴，对于速止下齿牙痛非常有效。

下关穴

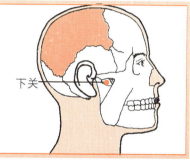

定位与取穴

下关穴位于人体的头部侧面，耳前一横指，颧弓下陷处，张口时隆起，闭口取穴。

按摩方法 正坐，举起双手，指尖向上，掌心向内，以中指或食指指腹点揉两侧下关穴。点揉时指腹要紧贴皮肤，不能与皮肤表面形成摩擦，点揉该穴时力度要均匀、柔和、渗透。每天早晚各一次，每次3~5分钟，双侧下关穴同时点揉。

刺灸方法 直刺0.3~0.5寸，或深刺1.0~1.5寸，可灸。

配伍疗法 配颧髎、迎香治鼻炎；配翳风治耳疾。

主治症状 主治牙痛、三叉神经痛、张嘴困难、口眼歪斜、耳聋、耳鸣。具有消炎止痛的功效，擅治牙周炎。多用于治疗下颌关节炎、牙关开合不利等疾病。

头维穴

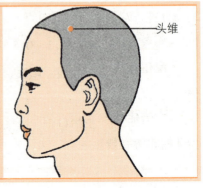

定位与取穴

头维穴位于头侧部的发际中，在发际点向上一指宽处，嘴动时该处肌肉也会动（当额角发际上0.5寸，头正中线旁开4.5寸）。

按摩方法 正坐，举起双手，指尖向上，掌心向内，以中指或食指指腹点揉两侧头维穴。点揉时指腹要紧贴皮肤，不能摩擦头皮和头发，点揉该穴时力度要均匀、柔和、渗透。每天早晚各一次，每次3~5分钟，一般双侧头维穴同时点揉。

刺灸方法 平刺0.5~1寸。寒则补而灸之，热则泻之。

配伍疗法 配合谷治头痛；配太冲治目眩。

主治症状 主治头痛、目眩、口痛、流泪、眼睑跳动。指压头维可以治疗脸部痉挛、疼痛等面部疾病。

人迎穴

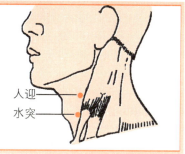

定位与取穴

位于颈部,在前喉结外侧大约1.5寸处。

按摩方法 以拇指指腹轻轻上下按压人迎穴左右各1~3分钟。

刺灸方法 避开颈总动脉,直刺0.3~0.8寸。寒则补而灸之,热则泻之。

配伍疗法 配水突、气舍治饮食难下;配翳风穴治偏头痛;配大椎、太冲治高血压病。

主治症状 指压该穴,有利于增进面部血液循环和使脸部皮肤紧缩的功能,可以祛除双下巴。主治咽喉肿痛、气喘、瘰疬,瘿气。配合大椎穴、太冲穴可治高血压。

水突穴

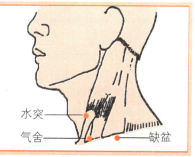

定位与取穴

人体的颈部、胸锁乳突肌的前缘,人迎正下方2寸处。

按摩方法 用两手手指指腹端按压此穴,力度适中。

刺灸方法 直刺0.3~0.8寸。寒则补之,热则泻之。

配伍疗法 配人迎、气舍、气户治胸满气逆；配天突治咳嗽、气喘。

主治症状 咽喉肿痛、支气管炎、哮喘、甲状腺肿、瘰疬。

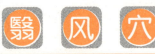

翳风穴

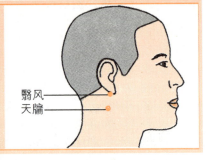

定位与取穴

该穴位于人体的头部侧面,耳朵下方耳垂后遮住之处（在耳后乳突与下颌角之间的凹陷处）。

按摩方法 用两手手指指腹端按压此穴,力度适中。

刺灸方法 直刺0.8~1寸；可灸,勿直接灸。寒则补之,热则泻针出气。

配伍疗法 配中渚、侠溪、听会治耳鸣、耳聋；配地仓、颊车、合谷治面瘫、口眼㖞斜；配少商、极泉、太渊治呃逆。

主治症状 耳聋、耳鸣、口眼歪斜、面神经炎、牙痛、腮腺炎、颈淋巴结结核。

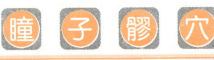

瞳子髎穴

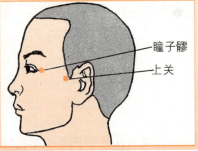

定位与取穴

属足少阳胆经经脉的穴位,在人体面部,眼睛外侧约0.5寸处。

按摩方法 正坐，举起双手，指尖向上，掌心向内，以中指或食指指腹轻轻地点揉瞳子髎穴。点揉时指腹紧贴皮肤，不能与皮肤表面形成摩擦，点揉该穴时力度要轻柔并渗透。每天早晚各一次，每次3~5分钟，一般双侧瞳子髎穴同时点揉。

刺灸方法 平刺0.3~0.5寸。或三棱针点刺出血。

配伍疗法 配悬厘、曲鬓治目痛；配听会、上关治迎风流泪；配颔厌、太冲治口眼歪斜。

主治症状 主治头痛、目赤、目痛、怕光羞明、迎风流泪、远视不明、眼内障、目翳。按摩此穴，可以促进眼部血液循环，治疗常见的眼部疾病，并可以祛除眼角皱纹。

听会穴

定位与取穴

在面部，当耳屏间切迹的前方，下颌骨髁突的后缘，张口有凹陷处。

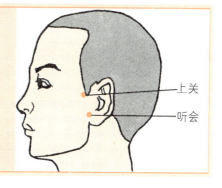

按摩方法 正坐，举起双手，指尖向上，掌心向内，以中指或食指指腹按揉听会穴。按揉时要用巧劲儿，指腹紧贴皮肤，不能与皮肤表面形成摩擦，按揉的力度要均匀、柔和、渗透，使胀痛或酸痛的感觉向深部组织渗透。每天早晚各按揉一次，每次按揉3~5分钟。

刺灸方法 直刺0.5寸；可灸。寒则点刺出血或先泻后补或补之，热则泻针出气。

配伍疗法 配颊车、地仓治中风口眼歪斜；配迎香治耳聋气痞；配耳门、听宫治下颌关节功能紊乱。

主治症状 主治耳鸣，突发性耳聋，腮腺炎，齿痛；颞颌关节炎；口歪，脑血管疾病后遗症。

头窍阴穴

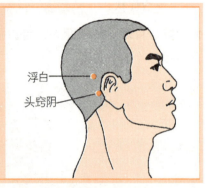

定位与取穴 耳后乳突后上方，天冲与完骨弧形连线的中1/3与下1/3交点处。

按摩方法 用手指指腹向下按压，做环状运动，休息时可做，每次2~3分钟。

刺灸方法 平刺0.5~0.8寸；可灸。寒则先泻后补或灸之或点刺出血，热则补之或水针。

配伍疗法 配强间治头痛；配支沟、太冲、风池治肝胆火盛之偏头痛或巅顶痛。

主治症状 主治头痛、眩晕、颈项强痛、胸胁痛、口苦、耳鸣、耳聋、耳痛。

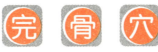

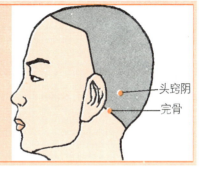

定位与取穴
在头部,当耳后乳突后下方的凹陷处。

按摩方法 用两手掌包住头部,五指张开,用手指按揉压此处。同时手指摩擦颈部。

刺灸方法 斜刺0.5~0.8寸;可灸。寒则点刺出血或泻之灸之,热则补之或水针。

配伍疗法 配风池、大杼治疟疾;配巨髎治头面气痛;配三间治失眠。

主治症状 主治失眠、三叉神经痛、偏头痛、颈部酸痛等症。该穴为人体足少阳胆经上的重要穴道之一。多用于治疗偏头痛、脑充血、脸部神经麻痹等疾病。

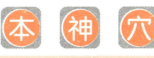

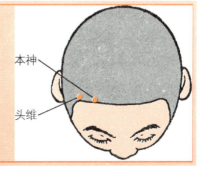

定位与取穴
在头部,当前发际上0.5寸,神庭旁开3寸,神庭与头维连线的内2/3与外1/3交点处。

[按摩方法] 用两手手指指腹端按揉此穴，做环状运动。

[刺灸方法] 平刺0.5~0.8寸；可灸。寒则点刺出血或久留针或灸，热则泻针出气。

[配伍疗法] 配前顶、囟会、天柱治小儿惊痫；配水沟、太阳、合谷、大椎、天柱、百会治中风不省人事、小儿惊风。

[主治症状] 主治头痛、目眩、癫痫、小儿惊风、颈项强痛、胸胁痛、半身不遂。多用于治疗头痛、偏瘫、大脑发育不全等疾病。

上关穴

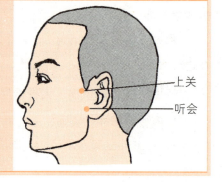

○定位与取穴○

在耳前，下关直下，当颧弓的上缘凹陷处。

[按摩方法] 用两手手指指腹端按压此穴，做环状运动。

[刺灸方法] 直刺0.5~0.8寸；可灸。寒则补之灸之，热则泻针出气。

[配伍疗法] 配肾俞、翳风、太溪、听会治老年人肾虚耳鸣耳聋；配耳门、合谷、颊车治下颌关节炎、牙关紧闭。

[主治症状] 主治面瘫、耳聋、耳鸣、头痛、牙痛、下颌关节功能紊乱、惊痫、瘛疭。

颔厌穴

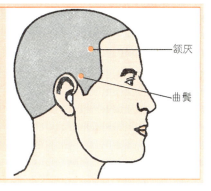

定位与取穴

在头部鬓发上，当头维与曲鬓弧形连线的上 1/4 与下 3/4 交点处。

按摩方法 用两手手指指腹端按压此穴。做环状运动，力度逐渐加强，时间约为 2 分钟，用按法、揉法、拿法均可。

刺灸方法 直刺 0.3~0.4 寸；可灸。寒则补而灸之，热则泻针出气。

配伍疗法 配合悬颅穴治偏头痛；配合外关穴、风池穴可治眩晕。

主治症状 主治偏头痛、眩晕、目外眦痛、面瘫、癫痫、瘛疭。

曲鬓穴

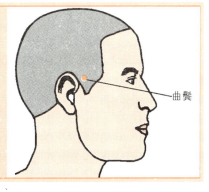

定位与取穴

在头部，当耳前鬓角发际后缘的垂线与耳尖水平线交点处。

按摩方法 用两手手指指腹端按压此穴，做环状运动。

刺灸方法 向后平刺 0.5～0.8 寸，可灸。寒则先泻后补或补之灸之，热则泻针出气或水针。

配伍疗法 配风池、太冲治目赤肿痛；配下关、合谷、太冲治疗头痛、口噤不开。

主治症状 主治偏头痛、颌颊肿、牙关紧闭、呕吐、齿痛、目赤肿痛、项强不得顾。多用于治疗小儿惊风、血管性头痛、三叉神经痛等疾病。

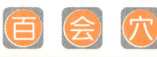

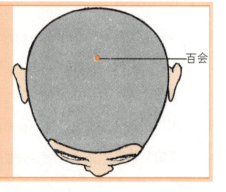

● 定位与取穴

正坐位，在头顶部，当前发际正中直上5寸，或两耳尖连线的中点处。

按摩方法 先把左手中指按压在穴位上，右手中指按在左手中指指甲上，双手中指交叠，同时向下用力揉按穴位，有酸胀、刺痛的感觉，每次各揉按 1～3 分钟。

刺灸方法 平刺 0.5～0.8 寸；可灸。寒则补之灸之，热则泻针出气。

配伍疗法 配天窗治中风失音不能言语；配百会、长强、大肠俞治小儿脱肛；配脑空、天枢治头风。

主治症状 主治头痛、头重脚轻、痔疮、高血压、低血压、宿醉、目眩失眠、焦躁等症。此穴为人体督脉经络上的重要穴道之一，是治疗多种疾病的首选穴，可以缓解多种疼痛，同时可以使头脑清醒，具有提神的功效。

后顶穴

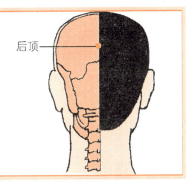

定位与取穴

人体的头部,在后发际正中直上5.5寸(距百会穴1.5寸)。

按摩方法 可用手指按揉此穴,最好做环状运动。每次可根据自己的需要确定按摩时间。

刺灸方法 平刺0.5~0.8寸;可灸。寒则补之灸之,热则泻针出气。

配伍疗法 配百会、合谷治头顶剧痛;配外丘治颈项痛、恶风寒;配玉枕、颔厌治风眩。

主治症状 主治头痛、眩晕、癫狂、痫证、中风偏瘫。

强间穴

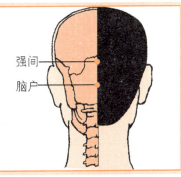

定位与取穴

这个穴位在头部,当后发际正中直上4寸,即脑户穴上1.5寸处。

按摩方法 用中指和食指指腹揉按穴位，有酸痛、胀麻的感觉。每次揉按1~3分钟。

刺灸方法 平刺0.5~0.8寸；可灸。寒则补之灸之，热则泻针出气。

配伍疗法 配后溪、至阴治头痛、目眩；配丰隆治头痛难忍。

主治症状 头痛、眩晕、项强、面瘫、失眠、癔病、癫痫、精神病、脑震荡。

第二节 躯干部穴位

天宗穴

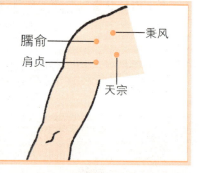

定位与取穴

属于手太阳小肠经经脉之穴道，在肩胛骨冈下窝的中央，或者肩胛冈中点下缘，下1寸处。

按摩方法 以中指的指腹按揉穴位。如果可以正坐或者俯卧，可以请他人用双手大拇指的指腹垂直按揉穴位，穴位处有胀、酸、痛感。

刺灸方法 直刺或斜刺穿0.5~1寸。遇到阻力时不可强行进针。

配伍疗法 配膻中、足三里治乳痈；配肩外俞治肩肿痛；配阳陵泉、胆囊治胆结石；配秉风治肩胛疼痛。

主治症状 主治肩胛疼痛，气喘，乳痈，胆囊炎，落枕，肘臂外后侧痛。

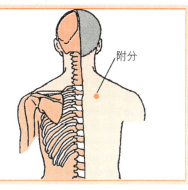

附分

定位与取穴

在背部，当第2胸椎棘突下，旁开3寸。

按摩方法 卧位，用两手手指指腹端按、揉压此穴，每次2分钟左右。

刺灸方法 斜刺0.5～0.8寸。寒则补之或微灸之，热则泻针出气。

配伍疗法 配大椎治颈项强痛。

主治症状 祛风散寒，疏通经络。主治感冒，肺炎，颈项强痛，肩背拘急，肘臂麻木。

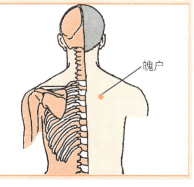

魄户

定位与取穴

在背部，当第3胸椎棘突下，旁开3寸。

按摩方法 双手大拇指指腹分别按揉两侧的魄户穴。按揉的手法要均匀、柔和、渗透，以局部有酸痛感为佳。早晚各一次，每次按揉2~3分钟，两侧魄户穴同时按揉。

刺灸方法 斜刺0.5~0.8寸。寒则补之灸之，热则泻之。

配伍疗法 配天突、膻中治咳喘；配肩井、天宗治肩背痛。

主治症状 补肺滋阴，舒筋活络。主治咳嗽，气喘，肺痨，项强，肩背痛，上臂疼痛或麻木，肩周炎，肋间神经痛。

中膂俞穴

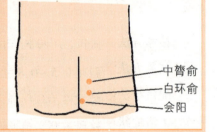

定位与取穴

在骶部，当骶正中嵴旁开1.5寸，平第3骶后孔。

按摩方法 站位，用两手叉腰，拇指端按，揉压此穴。每次2分钟左右。

刺灸方法 直刺0.8~1.2寸。艾炷灸或温针灸3~5壮，艾条灸5~10分钟。

配伍疗法 配大敦治疝气。

主治症状 主治泄泻，疝气，腰脊强痛，坐骨神经痛，脚气，肠炎，腹膜炎。

膏肓穴

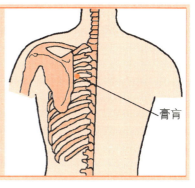

● 定位与取穴 ●

该穴位于人体的背部，在第4胸椎棘突下，左右四指宽处（或左右旁开3寸），肩胛骨内侧，一压即疼。

按摩方法 双手手指按压此穴。按摩本穴时，应注意用力适度，节奏均匀。

刺灸方法 斜刺0.5~0.8寸。寒则补之或多灸，热则泻针出气。

配伍疗法 配尺泽、肺俞治咳喘；配足三里治身体虚弱。

主治症状 益阴清心，止咳平喘。主治肺痨，咳嗽，气喘，食欲不振，便溏，消瘦乏力，遗精，盗汗，健忘，肩背酸痛。

神堂穴

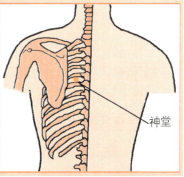

● 定位与取穴 ●

在背部，当第5胸椎棘突下，旁开3寸。

按摩方法 用两手手指指腹端按、揉压此穴。每次2分钟左右，但切记，按摩者一定要注意力度，因为此穴与心脏比较近，用力较重，会造成患者的心脏负担。

刺灸方法 斜刺0.5~0.8寸。寒则补之灸之，热则泻针出气。

配伍疗法 配膻中、内关治胸闷；配心俞、神门治失眠；配四神聪、百会治健忘。

主治症状 宁心安神，活血通络。主治心痛，心悸烦躁，失眠，胸闷，咳嗽，气喘，肩背痛，低血压。

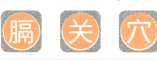

膈关穴

● 定位与取穴 ●

在背部，当第7胸椎棘突下，旁开3寸。

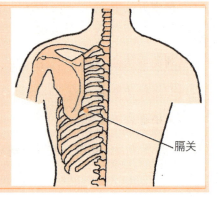

膈关

按摩方法 卧位，用两手手指指腹端按、揉揉压此穴。每次2分钟左右。

刺灸方法 斜刺0.5~0.8寸。寒则补而灸之或点刺出血，热则泻针出血或水针。

配伍疗法 配膻中、内关治嗳气；配肺俞、列缺治咳嗽、气喘；配公孙、中脘、足三里治胃痛。

主治症状 宁心安神，宽胸理气，活血通络。主治心痛，心悸烦躁，失眠，胸闷，嗳气，咳嗽，气喘，恶心，呕吐，饮食不下，肩背痛，低血压，胃胀，胃痛，背部肌肉酸痛。

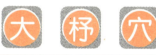

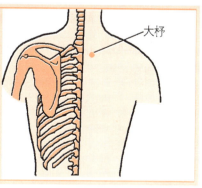

定位与取穴

在背部,当第1胸椎棘突下,旁开1.5寸。

按摩方法 用食指的指腹按压,每次左右两侧穴位各按揉1~3分钟。

刺灸方法 斜刺0.5~0.8寸。寒则先泻后补,热则泻之。不宜深刺,以免伤及内部重要脏器。

配伍疗法 配商阳治喉痹;配中府、肺俞治风寒咳嗽;配委中、中渚治腰背痛;配行间、下关治牙痛。

主治症状 主治肩、背、腰、骶、膝关节疼,发热,咳嗽,头痛,鼻塞,癫狂,咽炎,颈椎病。

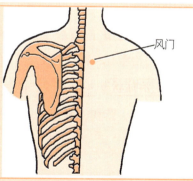

定位与取穴

在背部,当第2胸椎棘突下,旁开1.5寸。

按摩方法 举手抬肘，用食指指腹揉按穴位，每次左右各（或双侧同时）1~3分钟。

刺灸方法 向内斜刺0.5~0.8寸。艾炷灸3~5壮，艾条灸5~10分钟。

配伍疗法 配肺俞、大椎治咳嗽、气喘；配合谷治伤风咳嗽。

主治症状 主治伤风，咳嗽，发热，头痛，项强，肩背痛，胸中热，荨麻疹，遗尿。

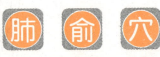

肺俞穴

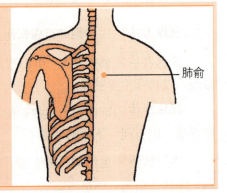

定位与取穴

在背部，当第3胸椎棘突下，旁开1.5寸。

按摩方法 卧位，用两手手指指腹端按、揉压此穴，每次2分钟左右。

刺灸方法 向内斜刺0.5~0.8寸。艾炷灸或温针灸3~5壮，艾条灸5~10分钟。

配伍疗法 配心俞、膈俞治盗汗自汗；配定喘、丰隆治肺虚哮喘；配膻中、神门治癫狂；配大杼、风门治过敏性鼻炎。

主治症状 主治发热，咳嗽，气喘，慢性支气管炎，咳血，胸满，骨蒸潮热，盗汗，落枕，鼻塞，肩背痛。

厥阴俞穴

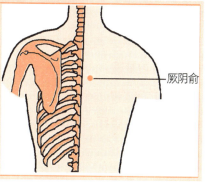

定位与取穴

在背部，当第4胸椎棘突下，旁开1.5寸。

按摩方法 患者卧位，用两手手指指腹端按、揉压此穴，每次2分钟左右。

刺灸方法 向内斜刺0.5～0.8寸。艾炷灸或温针灸3～5壮，艾条灸5～10分钟。

配伍疗法 配神门、临泣、内关治心痛、心悸；配膻中治胸闷不畅。

主治症状 主治心痛，心悸，心绞痛，风湿性心脏病，咳嗽，胸闷，肋间神经痛。

心俞穴

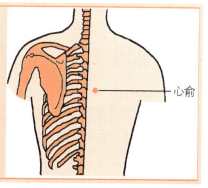

定位与取穴

在背部，当第5胸椎棘突下，旁开1.5寸处。

按摩方法 两手置于背部，双手大拇指指腹分别按揉两侧的心俞穴。按揉的手法要均匀、渗透，以局部有酸痛感为佳。

刺灸方法 向内斜刺0.5~0.8寸。艾炷灸或温针灸5~7壮，艾条灸5~10分钟。

配伍疗法 配中脘、隐白治失眠、健忘；配带宫、外关治呕吐；配中封、太溪治梦遗。

主治症状 主治癫痫；心痛，心悸，胸闷，气短；失眠，健忘；咳嗽，吐血；梦遗，盗汗；肋间神经痛；低血压。

膈俞穴

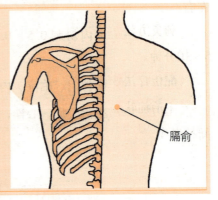

● 定位与取穴 ●

在背部，在第7胸椎棘突下，旁开1.5寸处。

按摩方法 两手置于背部，双手大拇指指腹分别按揉两侧的膈俞穴。按揉的手法要均匀、柔和，以局部有酸痛感为佳。

刺灸方法 斜刺0.5~0.8寸。寒则补而灸之，热则泻针出气或补血水针。

配伍疗法 配郄门治鼻衄；配膈俞、中脘治呃逆；配乳根、内关治产后缺乳；配行间、章门治咳嗽、气喘。

主治症状 主治慢性出血性疾病、贫血、呃逆、神经性呕吐、荨麻疹、皮肤病等症。多用于治疗贫血、胃炎、肠道炎疾病。

肝俞穴

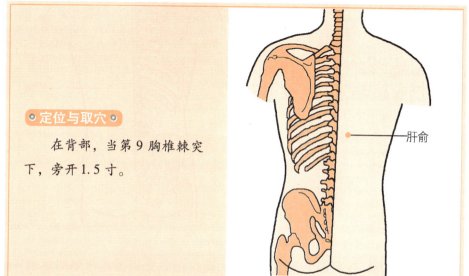

定位与取穴 在背部,当第9胸椎棘突下,旁开1.5寸。

按摩方法 两手置于背部,双手大拇指指腹分别按揉两侧的肝俞穴。按揉的手法要均匀、渗透,以局部有酸痛感为佳。

刺灸方法 向内斜刺0.5~0.8寸。艾炷灸或温针灸5~7壮,艾条灸5~10分钟。

配伍疗法 配支沟、俞府治胸胁胀满;配太渊、鱼际治咯血;配三阴交、太冲、内关治痛经。

主治症状 主治癫狂,痫症,胁痛,黄疸,目视不明;癫狂,脊背痛,目疾。

胆俞穴

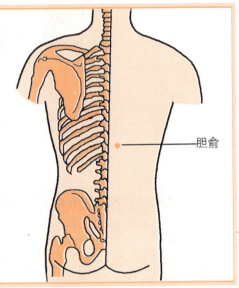

定位与取穴

在背部,当第10胸椎棘突下,旁开1.5寸。

按摩方法 两手置于背部,双手大拇指指腹分别按揉两侧的胆俞穴。按揉的手法要均匀、柔和、渗透,以局部有酸痛感为佳。

刺灸方法 斜刺0.5~0.8寸。灸法:艾炷灸或温针灸5~7壮,艾条灸5~10分钟。寒则补之灸之,热则泻之。

配伍疗法 配肝俞、心俞治胆囊炎;配胃俞治噎嗝;配下脘、曲池治腹胀。

主治症状 清热祛湿、利胆止痛。主治黄疸,口苦,饮食不下,胁满痛,肺痨,骨蒸潮热。

脾俞穴

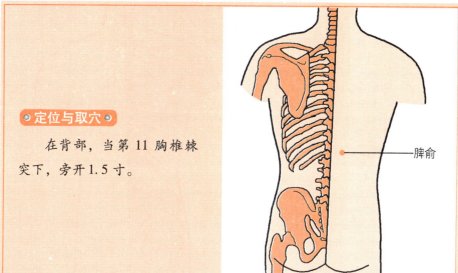

定位与取穴

在背部,当第11胸椎棘突下,旁开1.5寸。

按摩方法 两手置于背部,双手大拇指指腹分别按揉两侧的脾俞穴。按揉的手法要均匀、柔和、渗透,以局部有酸痛感为佳。

刺灸方法 向内斜刺0.5~0.8寸。艾炷灸5~7壮,艾条灸5~10分钟。注意不可深刺,以免伤及肾脏。

配伍疗法 配肾俞、阴陵泉治遗精;配胆俞治黄疸;配肾俞治消化不良。

主治症状 健脾利湿,和胃益气。主治腹胀、黄疸、呕吐、泄泻、痢疾、便血、水肿、背痛。多用于治疗胃溃疡、胃炎、胃下垂、胃及十二指肠溃疡、肝炎、糖尿病等疾病。

胃俞穴

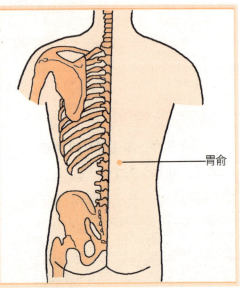

● 定位与取穴 ●

在背部，当第12胸椎棘突下，旁开1.5寸。

按摩方法 两手置于背部，双手大拇指指腹分别按揉两侧的胃俞穴。按揉的手法要均匀、柔和、渗透，以局部有酸痛感为佳。

刺灸方法 斜刺0.5~0.8寸。艾炷灸5~7壮，艾条灸5~10分钟。寒则补之灸之，热则泻之。

配伍疗法 配足三里、三阴交治痢疾；配中脘、神阙治肠鸣；配脾俞、章门治胃脘痛。

主治症状 健脾和胃，理气降逆，主治消化系统疾病，如胃溃疡、胃炎、胃痉挛、呕吐、恶心。该穴道还可以有效的配合治疗由于胃肠功能引起的身体消瘦等病症。

三焦俞穴

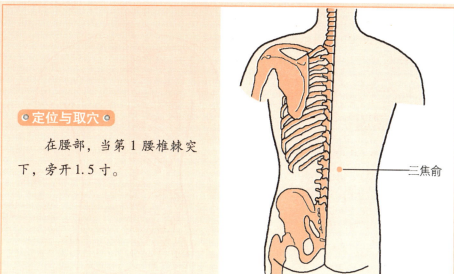

定位与取穴

在腰部，当第1腰椎棘突下，旁开1.5寸。

按摩方法 卧位，用两手手指指腹端按揉压此穴，每次2分钟左右。

刺灸方法 向内斜刺0.5～0.8寸。艾炷灸或温针灸5～7壮，艾条灸5～10分钟。不宜深刺，以免损伤肾脏。

配伍疗法 配气海、足三里治腹胀、肠鸣；配肾俞、大赫治遗精、滑精。

主治症状 主治精力减退、肠鸣、腹胀、呕吐、泄泻、痢疾、水肿、腰背强痛、糖尿病。多用于治疗尿不尽、胃炎、肠炎、肾炎、神经衰弱等疾病。

肾俞穴

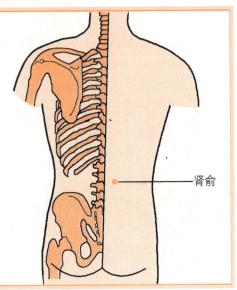

定位与取穴

在腰部,当第2腰椎棘突下,旁开1.5寸。

按摩方法 两手置于背腰部,双手大拇指指腹分别按揉两侧的肾俞穴。按揉的手法要均匀、渗透,以局部有酸痛感为佳。

刺灸方法 直刺0.5~1寸或向内斜刺0.5~0.8寸。寒则先泻后补或补之灸之,热则泻之。

配伍疗法 配阴谷、三阴交治白带过多;配大赫、气穴治不孕;配列缺、膀胱俞治遗尿;配太冲、悬颅补肾填精。

主治症状 主治消化系统疾病:胃炎、胃痉挛、消化不良、肠炎;泌尿生殖系统疾病:肾炎、尿潴留、遗精;其他疾病:腹水、神经衰弱、腰肌劳损等。

大肠俞穴

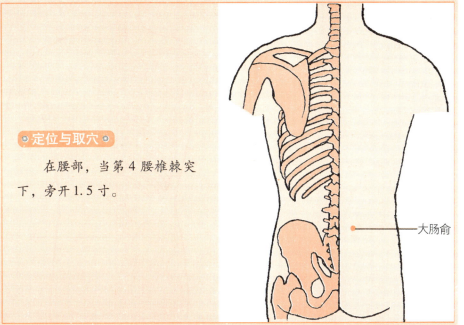

定位与取穴

在腰部，当第4腰椎棘突下，旁开1.5寸。

按摩方法 两手置于后腰部，双手大拇指指腹分别按揉两侧的大肠俞穴。按揉的手法要均匀、柔和、渗透，以局部有酸痛感为佳。

刺灸方法 直刺0.5~1.5寸或向下平刺2.0~2.5寸。艾炷灸或温针灸5~7壮，艾条灸5~10分钟或用药物天灸。

配伍疗法 配天枢、腹结治便秘；配脾俞、章门治腹胀；配曲池、期门治泄泻。

主治症状 主治腹胀，泄泻，痢疾，便秘，痔疮出血，脚气，腰痛，坐骨神经痛。

关元俞穴

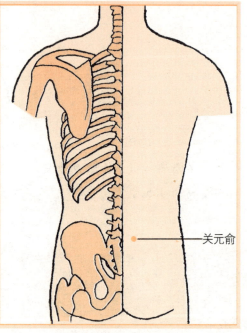

定位与取穴

在腰部,当第5腰椎棘突下,旁开1.5寸。

按摩方法 用两手叉腰,拇指端按、揉压此穴,每次2分钟左右。

刺灸方法 直刺0.5~1.0寸。艾炷灸或温针灸5~7壮,艾条灸5~10分钟。

配伍疗法 配气海治腹胀、肠鸣;配膀胱俞、肾俞治腰痛;配三焦俞可提高男性勃起功能。

主治症状 主治腰骶痛,痛经,腹胀,泄泻,小便频数或不利,遗尿,消渴,腰痛,膀胱炎。

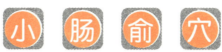# 小肠俞穴

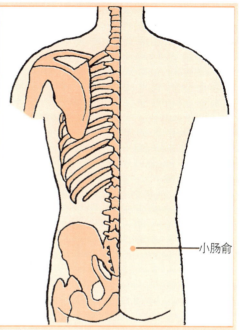

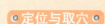

在骶部，当骶正中嵴旁开1.5寸，平第1骶后孔。

按摩方法 站位，用两手叉腰，拇指端按、揉压此穴，每次2分钟左右。

刺灸方法 向内斜刺0.8~1.2寸或向下斜刺2.0~2.5寸。艾炷灸5~7壮，艾条灸5~10分钟。

配伍疗法 配天枢、足三里、上巨虚、关元治腹胀、痢疾、便秘；配肾俞、三阴交、三焦俞、关元、曲泉治泌尿系结石。

主治症状 主治腰骶痛，小腹胀痛，小便不利，遗尿，遗精，白带，疝气，痔疮，消渴。

膀胱俞穴

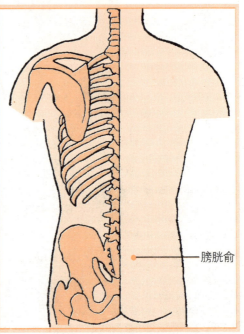

● 定位与取穴

在骶部，当骶正中嵴旁开1.5寸，平第2骶后孔。

按摩方法 两手置于腰骶部，双手大拇指指腹分别按揉两侧的膀胱俞穴。按揉的手法要均匀、柔和、渗透，以局部有酸痛感为佳。

刺灸方法 直刺0.8~1.2寸。艾炷灸5~7壮，艾条灸5~10分钟。针刺时，局部有酸胀感。

配伍疗法 配肾俞、气海、志室治遗精；配关元、太溪、中极治遗尿；配腰阳关、委中、阳陵泉治腰膝痛。

主治症状 主治小便不利，遗尿，腰脊强痛，腿痛，坐骨神经痛，腹痛，泄泻，便秘，糖尿病，脚气。

会阴穴

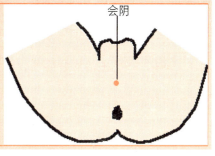

定位与取穴

在会阴部,男性当阴囊根部与肛门连线的中点,女性当大阴唇后联合与肛门连线的中点。

按摩方法 俯卧位,双脚稍微分开,用双手指指腹端按、揉压此穴。

刺灸方法 直刺0.5~1寸,孕妇慎用;可灸。寒则通之补之灸之,热则泻针出气或水针。

配伍疗法 配水沟治溺水窒息;配十宣急救昏迷;配蠡沟治阴痒、阴痛(湿热下注型);配归来、百会治阴挺(中气下陷型)。

主治症状 主治小便难、遗尿、阴痛、阴痒、阴部汗湿,脱肛、疝气、痔疮。多用于治疗淋病、阳痿、带下、痢疾等疾病。

曲垣穴

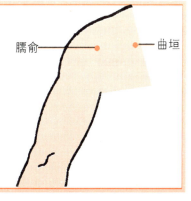

定位与取穴

在肩胛部,冈上窝内侧端,当臑俞与第2胸椎棘突连线的中点处。

按摩方法 用双手指指腹端按揉此穴,做环状运动,直到感觉温热即可。

刺灸方法 直刺0.2~0.3寸。艾炷灸或温针灸3~5壮,艾条灸5~15分钟。

配伍疗法 配天宗、秉风治肩胛疼痛。

主治症状 主治肩胛疼痛,冈上肌肌腱炎。

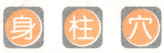

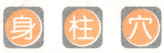

○ 定位与取穴 ○

属督脉的穴道,在人体后背部,当后正中线上,第3胸椎棘突下凹陷处。

按摩方法 用中指的指尖揉按穴位,有刺痛的感觉,两侧穴位先左后右,每次各揉按3~5分钟。

刺灸方法 斜刺0.5~1.0寸。直接灸或隔姜灸3~7壮,温和灸5~10分钟。

配伍疗法 配水沟、内关、丰隆、心俞治癫狂、痫症;配风池、合谷、大椎治肺热、咳嗽;配灵台、合谷、委中(泻法)治疗毒。

主治症状 主治小儿夜啼哭、抽风、幼儿体质虚弱、感冒、哮喘、夜尿症、肩膀僵硬。按压此穴还可以增强人体抵抗力。多用于治疗支气管哮喘、神经衰弱等疾病。

至阳穴

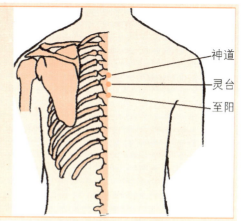

定位与取穴

在背部，当后正中线上，第7胸椎棘突下陷中。

按摩方法 俯卧位，两手置于后背部，用大拇指指腹按揉至阳穴。按揉的手法要均匀、柔和、渗透，使力量深达深层局部组织，以局部有酸胀感为佳，切忌用蛮力。

刺灸方法 向上斜刺0.5～1.0寸。直接灸或隔姜灸3～7壮，温和灸5～10分钟。

配伍疗法 配侠溪、期门、中庭治肝郁气滞引起的胸胁胀痛；配灵台、照海、支沟、巨阙治腹痛；配肺俞、合谷、鱼际、天府治咳嗽。

主治症状 主治腰背强痛，脊强，黄疸，胆囊炎，胸胁胀满，咳嗽，气喘，支气管哮喘，疟疾，胆道蛔虫症。

命 门 穴

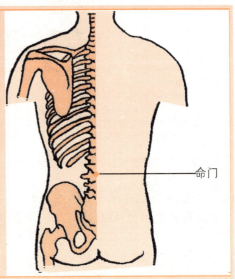

定位与取穴

属督脉的穴道,在人体腰部,当后正中线上,第2腰椎棘突下凹陷处。

按摩方法 双手中指同时用力揉按穴位,有酸、胀、疼痛的感觉;左右手中指轮流在下揉按穴位,先左后右,每次按揉3~5分钟。

刺灸方法 直刺0.5~1.0寸。直接灸或隔姜灸3~7壮,温和灸5~10分钟。

配伍疗法 配中极、关元、膀胱俞、肾俞、三阴交治遗尿或尿失禁;配足三里、三阴交、肾俞、百会治阳痿;配脊中、悬枢、至阳、神道治脊痛。

主治症状 主治腰脊强痛,坐骨神经痛,急性腰扭伤;月经不调,赤白带下,痛经,经闭;遗精,阳痿,精冷不育;五更泻;痔疮,疝气;下肢痿痹。

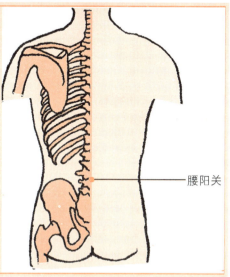

·定位与取穴·

在腰部，当后正中线上，第4腰椎棘突下凹陷中。

——腰阳关

按摩方法 俯卧位，两手置于后腰部，用大拇指指腹按揉腰阳关穴。按揉的手法要均匀、柔和、渗透，以局部有酸胀感为佳。

刺灸方法 向上斜刺0.5～1.0寸。直接灸或隔姜灸3～7壮，温和灸5～10分钟。

配伍疗法 配膀胱俞、三阴交治遗尿；配委中、秩边、飞扬、环跳治坐骨神经痛；配次髎、中髎、关元、中极、曲骨治癃闭；配承山治腰扭伤。

主治症状 主治腰骶疼痛，坐骨神经痛，下肢痿痹；月经不调，赤白带下，痛经，经闭；遗精，阳痿；小便频数；小腹冷痛，痢疾。

大椎穴

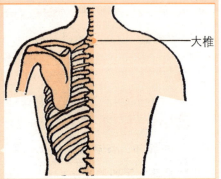

定位与取穴 属督脉的穴道,在人体后背部,当后正中线上,第3胸椎棘突下凹陷处。

按摩方法 用中指的指尖揉按穴位,有刺痛的感觉,两侧穴位先左后右,每次各揉按3~5分钟。

刺灸方法 斜刺0.5~1.0寸或用针点刺出血。直接灸3~7壮,温和灸5~10分钟。

配伍疗法 配肺俞治虚损、盗汗、劳热;配间使、乳根治脾虚发疟;配四花治百日咳(双膈俞、双胆俞);配曲池预防流脑(流行性脑髓膜炎)。

主治症状 主治脊痛,颈项强痛,落枕,癫狂,小儿惊风,小儿舞蹈病,小儿麻痹后遗症,瘾病,热病,中暑,疟疾,咳嗽,气喘,风疹,痤疮,自汗,盗汗。

长强穴

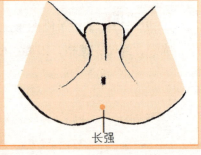

定位与取穴 属督脉的第一穴道,在人体的尾骨端下,当尾骨端与肛门连线的中点处。

按摩方法 用中指用力揉按穴位，便秘、腹泻或者有痔疮的人，会感到酸胀，同时会感觉酸胀感向体内和四周扩散。每天分别用左右两手各揉按1~3分钟。

刺灸方法 紧靠尾骨前面向上斜刺0.5~1.0寸棱针点刺出血。

配伍疗法 配二白、阴陵泉、上巨虚、三阴交治痔疮（湿热下注型）；配精宫、二白、百会（灸）治脱肛、痔疮。

主治症状 主治泄泻、痢疾、便秘、便血、痔疮、脊强反折、阴部湿痒、腰脊、尾骶部疼痛。多用于治疗腰神经痛、痔疮、泄泻、便秘等疾病。配合承山穴治疗痔疮，效果较好。

肩贞穴

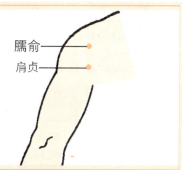

◎定位与取穴◎

此处穴位在肩关节的后下方，手臂内收时，腋后纹头上1寸（指寸）处。

按摩方法 用中指的指腹按压穴位，有酸痛感；分别按揉左右的穴位，每次揉按1~3分钟。

刺灸方法 直刺1.0~1.5寸。艾炷灸或温针灸3~7壮，艾条灸5~15分钟。

配伍疗法 配肩髃、肩髎治肩周炎；配肩髎、曲池、肩井、手三里、合谷治上肢不遂。

主治症状 主治肩臂麻痛，肩关节周围炎，瘰疬，耳鸣，耳聋，脑血管疾病后遗症，头痛。

肩外俞穴

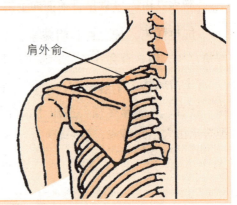

定位与取穴

在背部,当第1胸椎棘突下,旁开3寸。

按摩方法 用双手指指腹端按揉此穴,做环状运动。

刺灸方法 向外斜刺0.5~0.8寸。艾炷灸3~5壮,艾条灸5~15分钟。

配伍疗法 配肩中俞、大椎、列缺治肩背痛。

主治症状 主治肩背疼痛,头项强急,肺炎,胸膜炎,低血压。

肩中俞穴

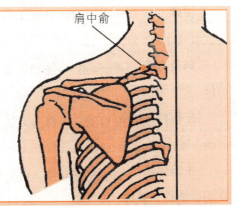

定位与取穴

在人体的背部,当第7颈椎棘突下,旁开2寸。

按摩方法 以适当的力量,用中指的指腹按压此处穴位,左右两侧穴位,每次各按揉1~3分钟。

刺灸方法 斜刺0.3~0.5寸。艾炷灸3~5壮,温和灸10分钟,艾条灸5~15分钟。

配伍疗法 配大杼治肩背疼痛;配天宗、中枢治支气管哮喘。

主治症状 主治咳嗽,气喘,咯血,支气管扩张,肩背疼痛,目视不明。

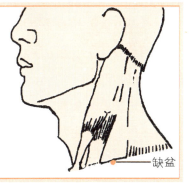

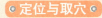

在锁骨上窝中央,距前正中线4寸。

按摩方法 用双手手指指端按压此穴,并做环状运动。

刺灸方法 斜刺0.3~0.5寸。艾炷灸3~5壮,艾条灸5~10分钟。

配伍疗法 配肺俞治咳嗽;配三阴交、十宣治雷诺氏病。

主治症状 主治咳嗽,气喘,咽喉肿痛;缺盆中痛,瘰疬,甲状腺肿大,膈肌痉挛;雷诺氏病,顽固性呃逆。

膺窗穴

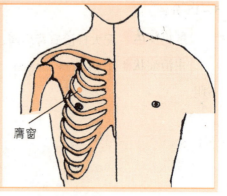

● 定位与取穴

本穴位处乳之上、胸之旁，在胸部，当第3肋间隙，距前正中线4寸。

按摩方法 用双手手指指端按压此穴，并做环状运动。

刺灸方法 直刺0.2~0.4寸或斜刺0.5~0.8寸。艾炷灸3~5壮，艾条灸5~10分钟。

配伍疗法 配屋翳治乳痈。

主治症状 主治咳嗽、气喘、胸肋胀痛、乳痈。多用于治疗乳汁分泌不足、乳腺炎等疾病。

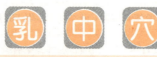 乳中穴

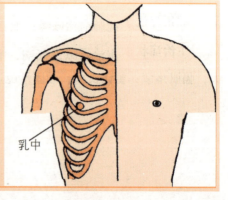

● 定位与取穴

位于人体胸部，当第4肋间隙，乳头中央，距前正中线4寸。

按摩方法 用两手的中指同时用力揉按穴道，有酸胀的感觉。每天早晚轮流用两手揉按穴位，每次揉按1~3分钟。

刺灸方法 此穴不做针灸治疗。

配伍疗法 配会阴、会阳、京门治性冷淡；配足通谷、太冲、丝竹空治癫痫。

主治症状 主治母乳不畅，乳汁少，咳嗽，胸闷，性冷淡，癫痫，月经不调。

乳根穴

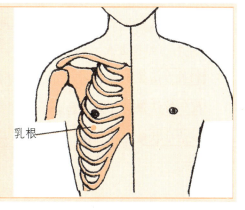

定位与取穴

属足胃阳明经经脉的穴道，在人体胸部。乳头直下，乳房根部凹陷处。

乳根

按摩方法 以中指，食指指腹着力按压，每天早晚各揉按3~5分钟。

刺灸方法 直刺或斜刺1.0~1.5寸。艾炷灸3~5壮，艾条灸15~30分钟。

配伍疗法 配少泽、膻中治乳痈；配少泽、足三里治乳少。

主治症状 主治乳痈，乳癖，乳汁少；胸痛，咳喘；肋间神经痛，臂丛神经痛。

不容穴

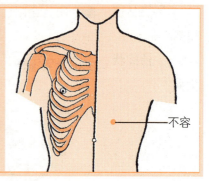

定位与取穴

在上腹部,当脐中上6寸,距前正中线2寸。

按摩方法 用双手手指指端按压此穴,并做环状运动。力度要轻。每次3分钟左右,每日2次。

刺灸方法 直刺0.5~1.0寸。艾炷3~5壮,艾条5~10分钟。

配伍疗法 配中脘治胃病。

主治症状 主治胃痛,呕吐,食欲不振,腹胀;咳嗽;肋间神经痛,肩臂部痉挛。

梁门穴

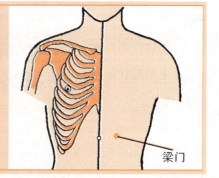

定位与取穴

在上腹部,当脐中上4寸,距前正中线2寸。

按摩方法 仰卧，双手分别置于两侧的梁门穴，用中指指腹进行点揉，顺时针和逆时针相交替进行。点揉时力度要均匀、柔和、渗透，使力量深达深层组织。

刺灸方法 直刺或斜刺0.5~1.0寸。艾炷灸3~5壮，艾条灸5~10分钟。

配伍疗法 配梁丘、中脘、足三里治胃痛；配胃俞、脾俞、肾俞、上巨虚治便溏。

主治症状 主治胃痛，呕吐，食欲不振，腹胀泄泻，消化不良，胃神经官能症。

滑肉门穴

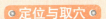

属足阳明胃经经脉的穴道，位于人体上腹部，在肚脐上方1寸处，距前正中线2寸。

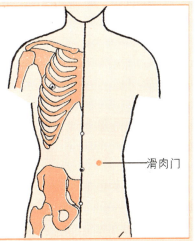

滑肉门

按摩方法 以食指、中指、无名指三指，指腹垂直下按，再向外拉，用力揉按，早晚各1次，每次揉按1~3分钟。

刺灸方法 直刺或斜刺0.8~1.2寸；艾炷灸3~5壮，艾条灸5~10分钟。

配伍疗法 配足三里治胃痛；配天枢、丰隆治肥胖病；配少海、温溜治吐舌。

主治症状 主治胃痛、呕吐、癫狂。多用于治疗胃下垂、腹泻、便秘等疾病。

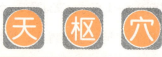

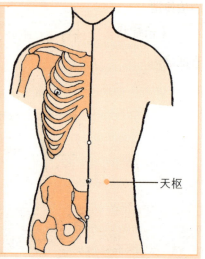

定位与取穴

属足阳明胃经经脉的穴道，在中腹部，肚脐左右两侧三指宽处。

按摩方法 双手掌心向下，以食指、中指，无名指三个手指头垂直下按并向外揉压。施力点在中指指腹。每天早晚各按1次，每次按揉1～3分钟。

刺灸方法 直刺或斜刺1.0～1.5寸。艾炷灸3～5壮，艾条灸15～30分钟。

配伍疗法 配曲池、梁门、阴陵治寒湿泄泻；配合谷、足三里治热结便秘。

主治症状 主治便秘、腹胀、腹水、肠麻痹、消化不良、恶心想吐等症。也可以帮助肠道蠕动，有助于消化。多用于治疗腹泻、阑尾炎、中暑、感冒、痛经等疾病。

大巨穴

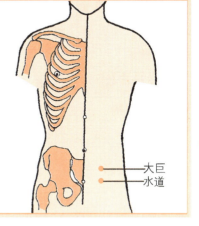

◎定位与取穴◎

在下腹部,当脐中下2寸,距前正中线2寸。

按摩方法 用双手手指指端按压此穴,并做环状运动。每次3分钟左右,每日2次。

刺灸方法 直刺1.0~1.5寸。艾炷灸或温针灸3~5壮,艾条灸5~10分钟。

配伍疗法 配中极、次髎治小便不利。

主治症状 主治腹泻、便秘、增进食欲、腰疼、痛经。多用于治疗高血压、糖尿病、慢性肠炎、肾炎、月经不调等疾病。

膻中穴

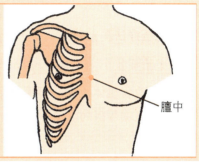

◎定位与取穴◎

属任脉的穴道,在人体的胸部,人体正中线上,两乳头之间连线的中点。

按摩方法 双手中指同时用力揉按穴位,有刺痛的感觉,每次各揉按1~3分钟,先中指左上右下,后右上左下。

刺灸方法 平刺0.3~0.5寸。艾炷灸3~7壮,艾条灸5~15分钟。

配伍疗法 配肺俞、心俞、尺泽、内关治心悸;配天池、太渊、中冲治心烦胸闷;配内关、鸠尾、足三里、神门、间使治心绞痛;配郄门、太渊、丰隆治胸痹。

主治症状 主治咳嗽,气喘,咯唾脓血,支气管炎,心悸,心绞痛,产妇少乳,噎嗝。

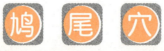

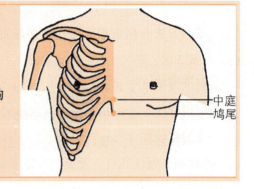

◆定位与取穴◆
在上腹部,前正中线上,当胸剑结合部下1寸。

中庭
鸠尾

按摩方法 用双手指指腹端按压此穴,力度适中。

刺灸方法 向下斜刺0.5~1.0寸,不可过深;艾炷灸3~5壮,艾条温灸15~20分钟。

配伍疗法 配梁门、足三里治胃痛;配三关、足三里治呕吐。

主治症状 主治消除疲劳。治疗晕车晕船,可以缓解焦躁性格,促进血液循环,改善机体状况。多用于治疗胃神经痛、肋间神经痛、胃炎、支气管炎、神经衰弱等疾病。

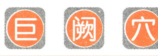

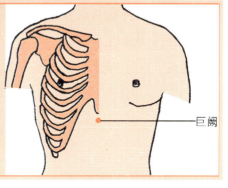

◦定位与取穴◦

在上腹部，前正中线上，当脐中上6寸。

按摩方法 用双手手指指端按压此穴，并做环状运动，力度适中。

刺灸方法 直刺0.5~1.0寸；艾炷灸3~5壮或艾条灸5~10分钟。

配伍疗法 配内关治心绞痛；配章门、合谷、中脘、内关、足三里治呃逆；配足三里、膻中、内关、三阴交、心平、心俞治心肌梗死。

主治症状 主治胸痛、心痛、心烦、惊悸、尸厥、癫狂、痫证、胸满气短、咳逆上气、腹胀暴痛、呕吐、呃逆、泄利。指压此穴，对于治疗胃肠疾病很有疗效。

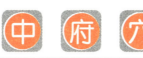

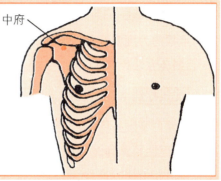

◦定位与取穴◦

属于手太阴肺经经脉的穴道，胸前壁的外上方、云门穴下1寸，前正中线旁开6寸，平第1肋间隙处。

按摩方法 右手食指、中指、无名指三指并拢，向外顺时针揉按左胸中府穴，再用左手以同样方式，逆时针揉按右胸中府穴，各1~3分钟。

刺灸方法 向外斜刺或平刺0.5~0.8寸。

配伍疗法 配肩髃治肩痛；配尺泽治咳嗽。

主治症状 主治咳嗽、气喘、肿胀满、胸痛、肩背痛，也可以治疗青春痘和脱发。多用于治疗支气管炎、肺炎等疾病。

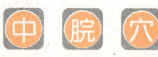

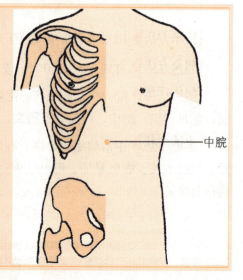

● 定位与取穴 ●

在上腹部，前正中线上，当脐中上4寸。

按摩方法 仰卧位，以中指指腹点揉中脘穴，顺时针和逆时针交替点揉。点揉的力度要均匀、柔和、渗透，使力量深达深层局部组织。

刺灸方法 直刺0.5~1.0寸；艾炷灸3~7壮，艾条灸5~15分钟。

配伍疗法 配合谷、天枢、足三里、关元治痢疾；配胃俞、神阙、大横、合谷治肠鸣；配劳宫、胃俞、膈俞治呃逆。

主治症状 主治呕吐，呃逆，消化不良，痞积，黄疸，肠鸣，泄泻，便秘，便血，惊悸，怔忡，脏躁，癫痫，惊风，产后血晕。

水分穴

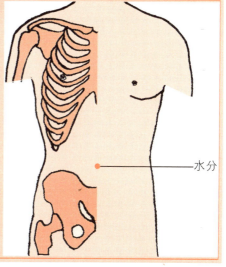

◎ 定位与取穴 ◎

在上腹部，前正中线上，当脐中上1寸。

水分

按摩方法 用双手指指端对准此穴，连续按揉。要注意力度适中，可反复操作。

刺灸方法 直刺0.5～1.0寸；艾炷灸3～7壮，艾条灸5～15分钟。水病多用灸法。

配伍疗法 配天枢、地机治腹水；配内关治反酸、呕吐；配中封、曲泉治脐周腹痛；配脾俞、三阴交治水肿。

主治症状 主治腹泻、腹痛、腹胀、肠鸣、水肿、小儿陷囟、腰脊强急，多用于治疗胃炎、肠炎、泌尿系统疾病等。水分穴为任脉上的重要穴位之一，也可以加快新陈代谢，消除小腹部的赘肉。

神阙穴

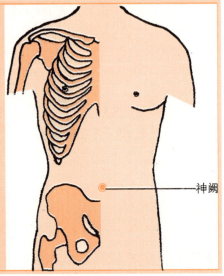

◎定位与取穴◎

属任脉的穴道,在人体的腹中部,肚脐中央。

按摩方法 用左手手掌心对准肚脐,覆盖在肚脐上,右手手掌覆盖于左手背上,双手掌同时用力,揉按穴位,有酸痛感,每次左右手互换,各揉按1~3分钟。

刺灸方法 禁刺。艾炷灸3~7壮,艾条灸5~15分钟。此穴为强身保健穴,温灸至局部舒适即可。

配伍疗法 配脾俞、胃俞、天枢、关元、中脘、足三里治泄泻;配上巨虚、曲泽、合谷、公孙治腹痛;配血海、伏兔、合谷治荨麻疹;配中极、肾俞、膀胱俞治小便不利。

主治症状 主治中风虚脱、四肢厥冷、腹痛、水肿、脱肛。多用于治疗肠炎、痢疾、产后尿不尽等疾病。

阴交穴

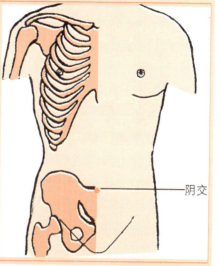

定位与取穴

这个穴位在人体的下腹部，前正中线上，当脐中下1寸。

按摩方法 把双手的大拇指叠加，轻轻按在穴位处，有酸胀的感觉，每次揉按1~3分钟。

刺灸方法 直刺0.5~1.0寸；艾炷灸3~7壮，艾条灸5~15分钟。孕妇慎灸。

配伍疗法 配阴陵泉、带脉治赤白带下；配子宫、三阴交治月经不调、崩漏；配大肠俞、曲池治脐周作痛；配天枢、气海治腹胀、肠鸣、泄泻。

主治症状 主治腹痛、水肿、泄泻、月经不调、带下、疝气。多用于治疗肠炎、子宫内膜炎、睾丸神经痛等疾病。

气海穴

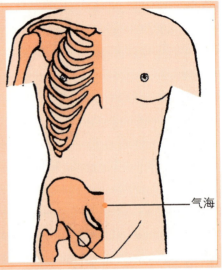

气海

定位与取穴

在下腹部，前正中线上，当脐中下1.5寸。

按摩方法 仰卧位，以中指指腹点揉气海穴，顺时针和逆时针交替点揉。点揉的力度要均匀、柔和、渗透，使力量深达深层局部组织。

刺灸方法 直刺0.5~1.0寸。艾炷灸3~7壮，艾条灸5~15分钟。孕妇慎用此穴。

配伍疗法 配三阴交治白浊、遗精；配关元治恶露不净；配灸关元、膏肓、足三里治喘息短气（元气虚急）；配关元、命门（重灸）、神阙（隔盐灸）急救中风脱证。

主治症状 主治绕脐腹痛，脘腹胀满，大便不通，癃淋，遗尿，遗精，阳痿，疝气；月经不调，痛经，崩漏，带下，产后恶露不止，胞衣不下，四肢乏力。

关元穴

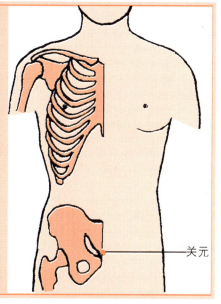

◉ 定位与取穴 ◉

属任脉的穴道，在人体的下腹部，前正中线上，当脐中下3寸。

关元

按摩方法 用两手中指同时用力按揉穴位，有酸胀的感觉，每天早晚左右手轮流按揉穴位，先左后右，每次按揉1～3分钟。

刺灸方法 直刺0.5～1.0寸。艾炷灸3～7壮，艾条灸10～15分钟。针刺需在排尿后进行，以免伤及膀胱。

配伍疗法 配气海、肾俞（重灸）、神阙（隔盐灸）急救中风脱症；配足三里、脾俞、公孙、大肠俞治虚劳、里急、腹痛；配三阴交、血海、中极、阴交治月经不调（冲任不固，针用补法）。

主治症状 主治脑卒中脱症，虚劳冷惫，羸瘦无力；少腹疼痛，霍乱吐泻，痢疾；脱肛、疝气，小便不利，尿频，赤白带下；功能性子宫出血，子宫脱垂。

中极穴

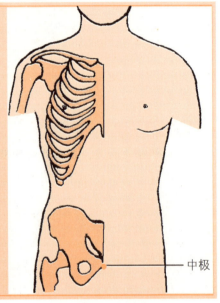

◉ 定位与取穴

属任脉的穴道,在下腹部,前正中线上,当脐中下4寸处。

按摩方法 用两手的中指同时用力按揉穴道,有酸胀的感觉。每天早晚轮流用两手按揉穴位,每次按揉1~3分钟。

刺灸方法 直刺0.5~1.0寸。艾炷灸3~7壮,艾条灸5~15分钟。孕妇慎用此穴。

配伍疗法 配曲骨、关元、肾俞、八髎、百会、阴陵泉、会阴治阳痿、早泄;配膀胱俞、肾俞、三阴交、会阴治尿潴留;配神阙、石关、曲骨治尿失禁;配石门、阴交、伏兔、天枢治疝气。

主治症状 主治生殖器疾病、泌尿疾病、尿频、尿急、生理病、生理不顺、精力不济、冷感症。此穴位为人体任脉上的主要穴道之一,也可用治疗坐骨神经痛,多用于治疗肠炎、子宫内膜炎等疾病。

曲骨穴

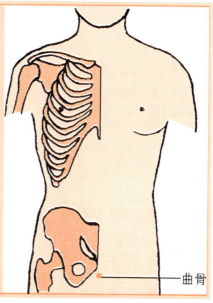

定位与取穴

在下腹部,当前正中线上,耻骨联合上缘的中点处。

按摩方法 将双手搓热,一只手掌盖住肚脐,另一只在其上进行按摩,两手可以交换进行按摩,每次2分钟,每日2次。

刺灸方法 直刺0.5～1.0寸。艾炷灸3～7壮,艾条灸5～15分钟。

配伍疗法 配肾俞、志室、大赫、关元、命门治阳痿、遗精(肾气虚型);配膀胱俞、肾俞、次髎、阴陵泉、蠡沟治阳痿、遗精、癃闭、淋症、阴痒、湿疹、带下病(湿热下注);配中极、关元、肾俞治肾虚、遗尿、小便不利;配关元、命门、阴交(针补法或灸)治宫寒不孕、痛经。

主治症状 主治小腹胀满、小便淋沥、遗尿、疝气、遗精阳痿、阴囊湿痒、月经不调、赤白带下、痛经。也可用治疗坐骨神经痛,多用于治疗肠炎、子宫内膜炎等疾病。

腹结穴

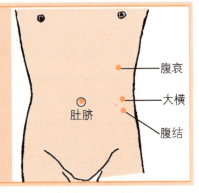

定位与取穴

在下腹部,大横下1.3寸,距前正中线4寸。

按摩方法 用双手手指指端按压此穴,并做环状运动。每次3分钟左右,每日2次。

刺灸方法 直刺1.0~1.5寸;艾炷灸或温针灸3~5壮,艾条灸5~10分钟。

配伍疗法 配天枢、大横治腹痛;配支沟、足三里治便秘。

主治症状 主治消化系统疾病:绕脐痛、消化不良、痢疾、胃溃疡、胃痉挛、胃酸过多或减少、消化不良、便秘、肠出血。

冲门穴

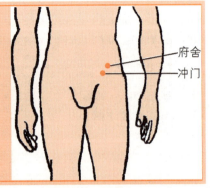

定位与取穴

在腹股沟外侧,距耻骨联合上缘中点3.5寸,当髂外动脉搏动处的外侧。

按摩方法 用双手手指指端叠加按压此穴,并做由内向外运动。每次30秒左右,每日可多做几次。

刺灸方法 直刺0.5~1.0寸;间接灸或温针灸3~5壮,艾条灸5~10分钟。

配伍疗法 配大敦治疝气。

主治症状 主治腹痛、疝气、崩漏、带下。多用于治疗心悸、气喘、幼儿抽筋等疾病。对治疗妇女疾病尤其有效。

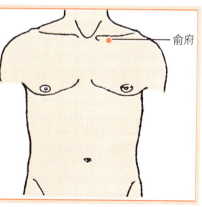

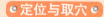

属足少阴肾经经脉的穴道,在人体的上胸部位,人体正面中——左右三指宽处,锁骨正下方。

按摩方法 举双手,用大拇指指尖垂直揉按胸前两侧、锁骨下穴位。每天早晚左右各(或双侧同时)揉按3~5分钟。

刺灸方法 横刺0.3~0.5寸;艾炷灸或温针灸3~5壮,艾条灸5~10分钟。

配伍疗法 配风门、肺俞治肺虚引起的咳嗽、气喘;配合谷、尺泽治哮喘;配行间、外关、支沟治胸胁胀满。

主治症状 主治咳嗽,气喘,咽炎,胸痛;神经性呕吐;心律不齐,房颤。

彧中穴

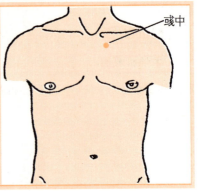

定位与取穴

在胸部，当第1肋间隙，前正中线旁开2寸。

按摩方法 用双手手指指端按压此穴，并做环状运动。每次3分钟左右，每日2次。

刺灸方法 斜刺或平刺0.5~0.8寸；艾炷灸或温针灸3~5壮，艾条灸5~10分钟。

配伍疗法 配风门、肺俞治外邪袭肺；配天突、间使、华盖治咽喉肿痛。

主治症状 主治咳嗽、气喘、痰壅、胸胁胀满、不嗜食。多用于治疗支气管炎，胸膜炎，肋间神经痛等疾病。

神封穴

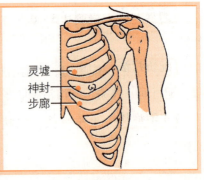

定位与取穴

这个穴位在人体的胸部，当第4肋间隙，前正中线旁开2寸处。

按摩方法 双手的四指并拢，经按胸部边沿的神封穴，一按一放，持续1～3分钟。

刺灸方法 斜刺或平刺0.5～0.8寸；艾炷灸或温针灸3～5壮，艾条灸5～10分钟。

配伍疗法 配阳陵泉、支沟治胸胁胀痛；配天突、列缺治哮喘；配心俞、神门治失眠。

主治症状 主治咳嗽、气喘、胸胁支满、呕吐、不嗜食、乳痈。也具有丰胸的效果，而且是治疗心脏病的主要穴位之一。多用于治疗乳腺炎等疾病。

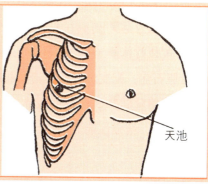

定位与取穴
属手厥阴心包经经脉的穴道，在人体的胸部，腋下3寸，乳中穴1寸处。

按摩方法 用大拇指指腹向下垂直按压乳头外一寸穴位处，有酸痛的感觉，每天早晚左右各（或双侧同时）按压1次，每次1～3分钟。

刺灸方法 向外斜刺或平刺0.3～0.8寸。

配伍疗法 配列缺、丰隆治咳嗽；配内关治心痛；配支沟治胁肋痛。

主治症状 主治胸闷、心烦、咳嗽、痰多、气喘、胸痛、腋下肿痛、疟疾、乳痈。也能增强乳房血液循环，达到丰胸的效果。多用于治疗心坎痛、腋窝淋巴腺癌、乳腺炎、乳汁分泌不足等疾病。

日月穴

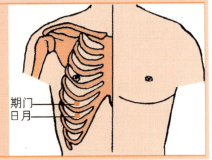

定位与取穴

在上腹部，当乳头直下，第7肋间隙，前正中线旁开4寸。

按摩方法 正坐或仰卧，双手握拳置于上腹部，以双手的大拇指指腹按揉两侧的日月穴。按揉时指腹紧贴皮肤，避免与皮肤形成摩擦，力度要均匀、柔和、渗透，以局部有酸胀感为佳，不可用蛮力，以免引起损伤。

刺灸方法 斜刺0.5~0.8寸；直接灸3~7壮，温和灸5~10分钟。

配伍疗法 配胆俞治胆虚；配内关、中脘治呕吐、纳呆；配期门、阳陵泉治胆石症；配支沟、丘墟治胸胁胀痛。

主治症状 主治胁肋疼痛、胀满、呕吐、吞酸、呃逆、黄疸。可以防止肌肉老化，增强性能力的指压穴道之一。

肓俞穴

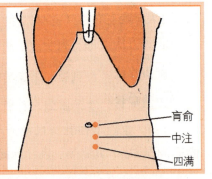

定位与取穴

属足少阴肾经经脉的穴道，在人体腹中部，当脐中旁开0.5寸处。

按摩方法 深吸气，让腹部下陷，用中指指尖稍出力按揉，有热痛的感觉。每天早晚，左右各（或双侧同时）按揉1~3分钟。

刺灸方法 直刺0.8~1.2寸；艾炷灸或温针灸3~5壮，艾条灸5~10分钟。

配伍疗法 配天枢、足三里、大肠俞治便秘、泄泻、痢疾；配中脘、足三里、内庭、天枢治胃痛、腹痛、疝气、排尿、尿道涩痛。

主治症状 主治呕吐、腹胀、泄泻、便秘、疝气、月经不调、腰脊痛。若因腹泻导致身体无力时，按压此穴可恢复体力。多用于治疗胃痉挛、肠炎、肠麻痹、膀胱炎等疾病。

○ 定位与取穴 ○

在侧腹部，章门下1.8寸，当第12肋骨游离端下方垂线与脐水平线的交点上。

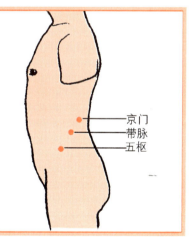

按摩方法 正坐或仰卧，双手握拳分别置于两侧侧腹部，以双手的大拇指指腹按揉两侧的带脉穴。按揉时指腹紧贴皮肤，力度要均匀、柔和、渗透，以局部有酸胀感为佳，不可用蛮力，以免引起损伤。

刺灸方法 直刺0.5~0.8寸；直接灸或隔姜灸3~7壮，温和灸5~15分钟。

配伍疗法 配关元、气海、三阴交、白环俞、间使治赤白带下；配关元、足三里、肾俞、京门、次髎治肾气虚带下；配中极、次髎、行间、三阴交治湿热下注之带下。

主治症状 主治月经不调、闭经、赤白带下、腹痛、疝气、腰胁痛。现多用于治疗子宫内膜炎、附件炎、盆腔炎、带状疱疹等疾病。

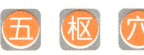

◎ 定位与取穴 ◎

在侧腹部，当髂前上棘的前方，横平脐下3寸处。

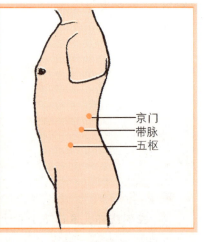

按摩方法 用双手手指指端按压此穴位，并且做环状运动，每日2次，每次2分钟。

刺灸方法 斜刺1.0~1.5寸；直接灸或隔姜灸3~7壮，温和灸5~15分钟。

配伍疗法 配气海、三阴交治少腹痛；配太冲、曲泉治疝气。

主治症状 主治阴挺、少腹痛、赤白带下、月经不调、男子疝气、阴囊上缩入腹、便秘、疮癣、里急后重、腰胯痛。多用于治疗子宫内膜炎、睾丸炎、精囊炎等疾病。具有清肝泻热、益肾调经功效。

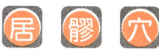

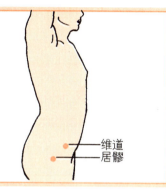

● 定位与取穴

在髋部,当髂前上棘与股骨大转子最凸点连线的中点处。

按摩方法 用双手手指指端按压此穴位,并且做环状运动。每日2次,每次2分钟。

刺灸方法 直刺2.0~2.5寸;直接灸3~7壮,温和灸5~15分钟。

配伍疗法 配环跳、委中治下肢风湿痛;配夹脊、环跳、跳跃、风市、阳陵泉、条口、悬钟治中风下肢瘫痪、坐骨神经痛、腓总神经麻痹。

主治症状 主治腰腿痹痛、瘫痪、足痿、疝气。多用于治疗髋关节炎、膀胱炎、中风偏瘫、坐骨神经痛等疾病。

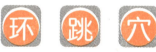

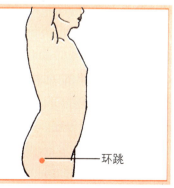

● 定位与取穴

在人体的股外侧部,侧卧屈股;当股骨大转子最凸点与骶管裂孔连线的外1/3与中1/3的交点处。

按摩方法 用大拇指的指腹稍用力按摩穴位,有酸痛感,用力按压时下肢还有酸麻感,每次按揉3~5分钟。

刺灸方法 直刺或斜刺1.5~2.0寸;艾柱灸或温针灸3~7壮,温和灸5~15分钟。

配伍疗法 配大肠俞、腰阳关治腰膝疼痛;配委中、风市、伏兔治下肢麻。配阳陵泉、犊鼻治膝踝肿痛;配绝骨治脚气;配曲池治半身不遂。

主治症状 主治腰胯疼痛,挫闪腰痛,半身不遂,下肢痿痹,坐骨神经痛,髋关节及周围软组织疾病,膝踝痛,遍身风疹,脚气,神经衰弱。

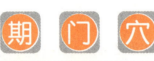

期 门 穴

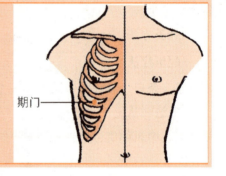

● 定位与取穴 ●

属足厥阴肝经经脉的穴道,在人体的胸部,乳头直下,与巨阙穴齐平。

期门

按摩方法 用大拇指、食指直下掌根处揉按穴位,有胀痛的感觉。每次左右各(或双侧同时)揉按3~5分钟。

刺灸方法 斜刺0.5~0.8寸;艾炷灸或温针灸3~5壮,艾条灸5~10分钟。

配伍疗法 配大敦治疝气;配肝俞、公孙、中脘、太冲、内关治肝胆疾患、胆囊炎、胆结石、肝气郁结之胁痛、食少、乳少、胃痛、呕吐、呃逆、消化不良、泄泻等症。

主治症状 主治乳痈,抑郁症,胸胁胀痛,胸膜炎,胃痛,腹胀,呃逆,吞酸,胆囊炎,高血压。

定位与取穴

属足厥阴肝经经脉的穴道,在人体的侧腹部,当第11肋游离端的下方。

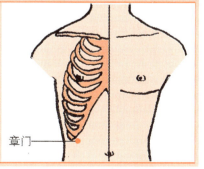

按摩方法 用大拇指、食指直下掌根处,形状像鱼一般肉厚处圆形揉按穴位,有胀痛的感觉。每次左右各(或双侧同时)揉按1~3分钟。

刺灸方法 斜刺0.5~0.8寸;艾炷灸或温针灸3~5壮,艾条灸5~10分钟。

配伍疗法 配太渊、尺泽、孔最、列缺治咳嗽、哮喘;配期门、中庭、肝俞、侠溪治胁痛;配天枢、曲池、腹结、上巨虚治便秘;配天泉、内关、中冲治心烦。

主治症状 主治腹胀,消化不良,泄泻,胁痛,痞块,黄疸,高血压。

定位与取穴

位于下腹部,正中线,脐中下4寸,前中线旁开3寸处。

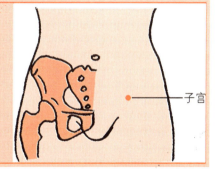

按摩方法 用双手手指指端叠加按压此穴位，并且做环状运动，每日2次，每次2分钟。

刺灸方法 直刺0.8~1.2寸，或向耻骨联合方向平刺1.5~2.5寸，局部酸胀感向外生殖器放散；可灸。艾炷灸5~7壮或艾条灸10~15分钟。

配伍疗法 配下曲骨、经中、交仪治月经闭止或月经不调；配中极、关元、气海、带脉、八髎治月经痛；配归来、关元、筑宾、三阴交治前列腺炎；配维胞、足三里治子宫脱垂。

主治症状 主治子宫脱垂，不孕，疝气，痛经，崩漏，月经不调。

第三节 四肢部穴位

云门穴

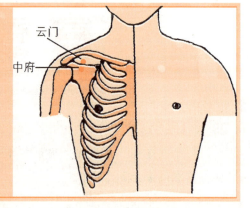

●定位与取穴●

在胸外侧部，肩胛骨喙突上方，锁骨下窝凹陷处，距前正中线6寸。

按摩方法 正立或仰卧位，以中指指腹按揉对侧的云门穴。

刺灸方法 斜刺0.5~0.8寸；艾炷灸3~7壮，艾条灸5~15分钟。

配伍疗法 配中府、肺俞、隐白、期门等穴治胸中痛。

主治症状 主治咳嗽，胸痛，肩背痛。

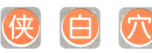

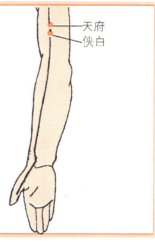

◎ **定位与取穴** ◎

在臂内侧面，肱二头肌桡侧缘，腋前纹头下4寸，或肘横纹上5寸处。

按摩方法 用食指与中指并拢，配合拇指，对此穴进行按压，或者用四指并拢，配合大拇指进行按压。每日2次，每次2分钟。

刺灸方法 直刺0.5~1.0寸；温针灸3~5壮，艾条灸5~10分钟。

配伍疗法 配曲池、肩髃治臂痛。

主治症状 主治咳嗽，气短，烦满，干呕，上臂内侧痛。

尺泽穴

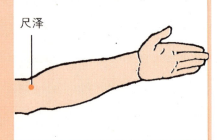

定位与取穴

尺泽穴位于手臂肘部，取穴时先将手臂上举，在手臂内侧中央处有粗腱，腱的外侧即是此穴。

按摩方法 弯曲大拇指，以指腹按压尺泽穴，每次左右手各按压1~3分钟。

刺灸方法 直刺0.8~1.2寸，用针点刺放血。隔姜灸5~7壮，温和灸10~20分钟。

配伍疗法 配太渊、经渠治咳嗽、气喘；配孔最治咯血、潮热；配曲池治肘臂挛痛。

主治症状 主治咳嗽，气喘，咳血，潮热，胸中胀满；咽喉肿痛，小儿惊风；吐泻；肘臂挛痛。

曲池穴

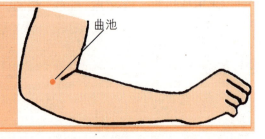

定位与取穴

属手阳明大肠经经脉的穴道，屈肘成直角，在肘弯横纹尽头筋骨间凹陷处。

按摩方法 用一手轻握另一手肘下，弯曲大拇指以指腹垂直掐按穴位。每次按压，先左手后右手，每天早晚各1次，每次掐揉1~3分钟。

刺灸方法 直刺1~1.5寸或用三棱针点刺放血。艾炷灸5~7壮，艾条灸10~20分钟。

配伍疗法 配外关、阳溪、合谷治上肢不遂；配大椎、鱼际、合谷、外关治咳嗽；配乳根、内关、膻中、合谷、前谷、后溪、少泽治缺乳。

主治症状 主治热病，咽痛，目赤肿痛，视物不清，牙痛，半身不遂，肩痛不举，膝关节肿痛，头痛，头晕，月经不调，瘾疹，疥疮，丹毒，腹痛，吐泻，癫狂，瘰疬。

手三里穴

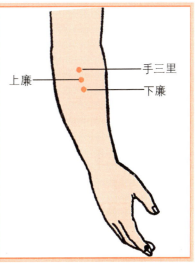

定位与取穴

在前臂背面桡侧，当阳溪与曲池连线上，肘横纹下2寸处。

按摩方法 一手屈肘放于胸前，另一手屈肘用大拇指垂直弹拨该手臂的手三里穴，弹拨时，用手臂发力，带动腕部活动，不可直接用腕部发力，以免造成腕部损伤。弹拨该处酸痛感明显。

刺灸方法 直刺0.8~1.2寸。艾炷灸或温针灸5~7壮，艾条灸10~20分钟。

配伍疗法 配通里、前谷、合谷、天鼎治失音；配头维、四白、睛明、太冲、曲池治视物不明。

主治症状 主治腰痛，肩背痛，上肢不遂，消化性溃疡，肠炎，消化不良，牙痛，口腔炎，腹痛，腹泻。

肩髃穴

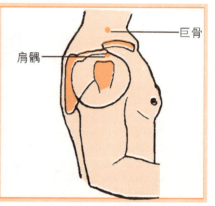

定位与取穴

属于手阳明大肠经经脉上的穴道。屈肘抬臂平肩，在肩端关节之间有两个凹陷，其中前方的小凹陷就是穴位所在的地方。

按摩方法 中指和食指并拢，以指腹垂直按压穴位，两肩按摩方法相同，每日早晚，左右各按压1~3分钟。

刺灸方法 直刺或向下斜刺0.8~1.5寸。艾炷灸或温针灸5~7壮，艾条灸5~15分钟。

配伍疗法 配曲池、外关、手三里治上肢遂，配上廉、下廉治肩周炎。

主治症状 主治上肢不遂，肩痛不举，瘰疬，风疹，荨麻疹，高血压，乳腺炎。

臂臑穴

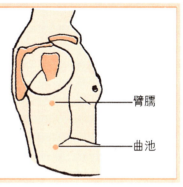

定位与取穴

在臂外侧,三角肌止点处,当曲池与肩髃连线上,曲池上7寸处。

按摩方法 用双手拇指指腹端按压此穴位。每次2分钟左右,每日2次。力度适中。

刺灸方法 直刺0.5~1寸或向上斜刺0.8~1.5寸。艾炷灸或温针灸3~7壮,艾条灸5~20分钟。

配伍疗法 配肩髃、曲池、合谷、支正、小海治肩臂疼痛;辅以照海、四白、睛明、承泣、太冲治目赤痛;辅以太冲、外关、曲池治上肢不遂。

主治症状 主治肩臂痛、颈项拘挛、风疹、上肢麻木。多用于治疗肌肉萎缩、肌肉紧张等疾病。

孔最穴

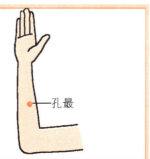

定位与取穴

属手太阴肺经经脉上的穴道,在尺泽穴下约5寸处,或腕横纹上7寸处。

按摩方法 用拇指指甲垂直下压揉按。先按左臂穴位，再按右臂，每次各揉按1~3分钟。

刺灸方法 刺0.5~0.8寸或点刺放血。艾炷灸或温针灸5~7壮，艾条灸10~20分钟。

配伍疗法 配肺俞、尺泽治咳嗽、气喘；配鱼际治咯血。

主治症状 主治咳血，咳嗽，咽喉肿痛，热病汗不出，痔疮出血，肘臂疼痛。

列缺穴

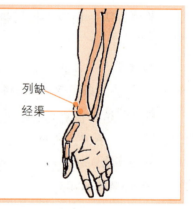

定位与取穴

属手太阴肺经经脉的穴道，在桡骨茎突的上方，腕横纹上1.5寸处。

按摩方法 用食指指腹揉按，或用食指指甲尖掐按，先左手后右手，每次各揉（掐）按1~3分钟。

刺灸方法 向上斜刺0.5~0.8寸。艾炷灸3~5壮，艾条灸5~10分钟。

配伍疗法 配肺俞治咳嗽、气喘；配合谷治伤风、头痛。

主治症状 主治外感头痛，咳嗽，气喘，咽喉痛，口眼歪斜，牙痛，高血压，遗精，手腕无力。

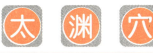

◉ 定位与取穴 ◉

属于手太阴肺经经脉上的穴道。手掌心朝上，腕横纹的桡侧。大拇指立起时，有大筋竖起，筋内侧凹陷处。

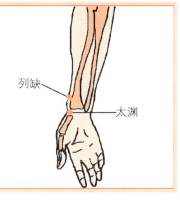

按摩方法 用大拇指的指腹和指甲尖垂直方向轻轻掐按穴位，会有酸胀的感觉。分别掐按左右两手，每次掐按穴位1~3分钟。

刺灸方法 直刺0.2~0.3寸。艾炷灸1~3壮，艾条灸5~10分钟。

配伍疗法 配尺泽、鱼际、肺俞治咳嗽、咯血、胸痛；配人迎治无脉症。

主治症状 主治咳嗽，气喘，咳血，胸背痛，咽喉肿痛，无脉症，呃逆，腕痛无力。

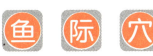

◉ 定位与取穴 ◉

属于手太阴肺经经脉上的穴道。手掌心朝上，在第1掌骨中点之桡侧，赤白肉的交际处。

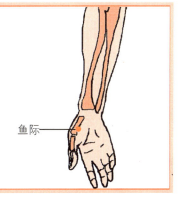

按摩方法 大拇指弯曲，用另一手指甲尖垂直方向轻轻掐按第一掌骨侧中点处，会有痛感及强烈的酸胀感。每次按1~3分钟。

刺灸方法 直刺0.5~0.8寸。艾炷灸1~3壮，艾条灸3~5分钟。

配伍疗法 配少商治咽喉肿痛；配孔最、尺泽治咳嗽与咯血。

主治症状 主治哮喘，咳嗽，咳血，咽喉肿痛，失音，发热，小儿疳积，腹泻，心悸。

少商穴

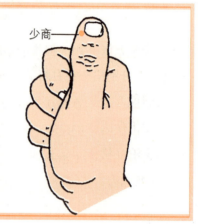

定位与取穴

属于手太阴肺经经脉上的穴道，在拇指的桡侧，距离指甲角0.1寸处。

按摩方法 用大拇指指甲的甲尖垂直掐按穴位，有刺痛感。依次掐按左右两手，每次各1~3分钟。

刺灸方法 浅刺0.1~0.2寸或用三棱针点刺挤压放血5~10滴。艾条灸5~10分钟。

配伍疗法 配中冲治昏迷、发热；配合谷治咽喉肿痛。

主治症状 主治咽喉肿痛，咳嗽，鼻衄，高热，昏迷，癫狂，指端麻木。

温溜穴

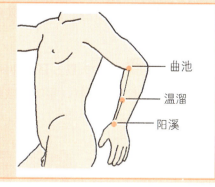

定位与取穴

屈肘,在前臂背面桡侧,当阳溪与曲池连线上,腕横纹上5寸处。

按摩方法 将手中拇指横放在手臂上,用余下的四肢握在手臂上,用拇指向下按压,每次2分钟左右。每日2次,力度适中。

刺灸方法 直刺0.5~1.0寸。艾炷灸3~5壮,艾条灸5~10分钟。

配伍疗法 配期门治项强伤寒;配厥阳俞、内庭治牙痛。

主治症状 主治头痛、面肿、咽喉肿痛、疔疮、肩背酸痛、肠鸣腹痛。多用于治疗胃痛、齿痛、面颊肿痛等疾病。

阳溪穴

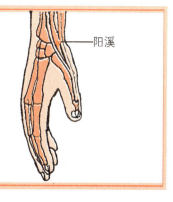

定位与取穴

属于手阳明大肠经经脉上的穴道,手掌侧放,翘起拇指,在手腕背侧,腕横纹两筋间凹陷中。

按摩方法 用指甲垂直掐按穴位，会产生颇为酸胀的感觉；分别掐按左右手，每次各掐按 1~3 分钟。

刺灸方法 直刺 0.5~0.8 寸。米粒灸 3~5 壮，艾条灸 10~20 分钟。

配伍疗法 配合谷、通天治风热、头痛；辅以后溪、前谷、阳谷治耳聋、耳鸣。

主治症状 主治头痛、目赤肿痛、耳聋、齿痛、咽喉肿痛、手腕痛。多用于治疗前臂麻痹、耳鸣、重听、咳嗽、气喘、中风等疾病。

二间穴

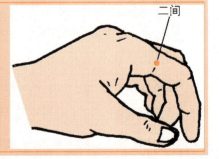

◎定位与取穴◎

微握拳，当手食指本节（第2掌指关节）前桡侧凹陷中。

按摩方法 用双手拇指指腹部端按压此穴位。每次 2 分钟左右。每日 2 次，力度适中。

刺灸方法 直刺 0.3~0.5 寸。米粒灸 3~5 壮，艾条灸 5~10 分钟。

配伍疗法 配太阳治目赤肿痛、麦粒肿；配合谷治牙痛。

主治症状 主治目昏、鼻出血、齿痛、口歪、咽喉肿痛、热病。多用于治疗头晕、口干舌燥、消化不良、便秘等疾病。

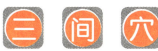

定位与取穴

属手阳明大肠经经脉上的穴道，微微握拳，在食指的桡侧、第2掌骨小头后的凹陷处，合谷穴前。

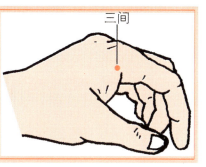

按摩方法 用指甲垂直掐按穴位，有酸痛感；分别掐按左右两手，每次各1~3分钟。

刺灸方法 直刺0.5~1.0寸。米粒灸8~9壮，艾条灸10~20分钟。

配伍疗法 配角孙治三叉神经痛；配二间治肩周炎。

主治症状 主治咽喉肿痛、牙痛、腹胀、眼痛、肠泻。多用于治疗全身发热、腹部疼痛、消化不良等疾病。

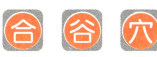

定位与取穴

属于手阳明大肠经经脉上的穴道，当拇指和食指伸张时，在第1、2掌骨的中点，稍微偏向食指处。

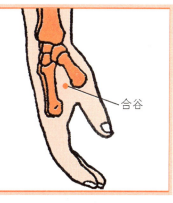

按摩方法 用大拇指的指腹垂直按压穴位，有酸痛胀感；分别按压左右两手，每次各按 1~3 分钟。

刺灸方法 直刺 0.5~1.0 寸。米粒灸 8~9 壮，艾条灸 10~20 分钟。

配伍疗法 配太阳治头痛；配太冲治目赤肿痛；配迎香治鼻疾；配少商治咽喉肿痛。

主治症状 主治头痛、目赤肿痛、鼻出血、牙痛、牙关紧闭、口眼歪斜、耳聋、痄腮、咽喉肿痛、热病无汗、多汗、腹痛、便秘、经闭、滞产。

商阳穴

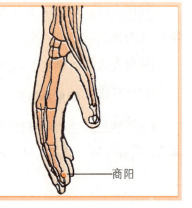

● 定位与取穴 ●

属于手阳明大肠经经脉上的穴道，在食指的桡侧，距离指甲角旁大约 0.1 寸处。

商阳

按摩方法 用大拇指指甲尖沿垂直方向，掐、按靠着拇指旁侧的穴道，会有一种特殊的刺痛感。分别掐按左右两手，每天分别掐按 1~3 分钟。

刺灸方法 浅刺 0.1~0.2 寸或三棱针点刺出血。米粒灸 1~3 壮，艾条灸 5~10 分钟。

配伍疗法 配少商、中冲、关冲治脑卒中昏迷、中暑；配合谷、少商治咽喉肿痛。

主治症状 主治耳聋、齿痛、咽喉痛、颌肿、青盲、手指麻木、热病、昏迷。多用于治疗腹痛、上吐下泻、中风、胸口疼痛等疾病。

少府穴

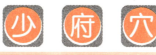

●定位与取穴●

属于手少阴心经经脉的穴道，位于第4、第5掌骨之间，屈指握拳时，小指尖处。

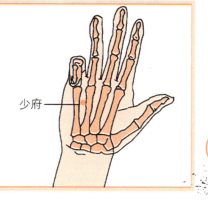

少府

按摩方法 用一只手的四指轻握另一只手的手背，大拇指弯曲，用指尖按压穴位，有酸胀的感觉。每日早晚左右穴位各按揉1次，每次揉按3~5分钟。

刺灸方法 直刺0.3~0.5寸。艾炷灸3~5壮，艾条灸5~10分钟。

配伍疗法 配内关治心悸；配地机治阴部瘙痒。

主治症状 主治失眠健忘，心痛，惊悸，心烦，胸痛；神经衰弱，癫狂，痫症，痴呆；高血压；产后失血；扁桃体炎。

少冲穴

●定位与取穴●

属于手少阴心经经脉的穴道，在小指末节桡侧、指甲角旁约0.1寸处。

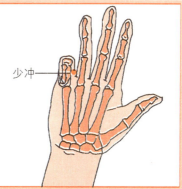

少冲

按摩方法 正坐，手平伸，掌心向下，屈肘向内收；用另一只手轻握这只手的小指，大拇指弯曲，用指甲尖垂直掐按穴位，有刺痛的感觉；先左后右，每日早晚掐按左右穴位各1次，每次掐按3～5分钟。

刺灸方法 浅刺0.1～0.2寸或用三棱针点刺放血。艾炷灸或温针灸3～5壮，艾条灸5～10分钟。

配伍疗法 配水沟、百会、风池、十宣治中风；配阳陵泉、中封、期门治黄疸；配大椎、肩井、乳根治肋间神经痛。

主治症状 主治心悸，心痛，胸胁痛；癫狂，热病，昏迷，小儿休克，脑出血。

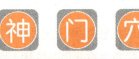

定位与取穴

属于手少阴心经经脉的穴道。该处穴位在手腕关节的手掌一侧，尺侧腕屈肌腱的桡侧凹陷处。

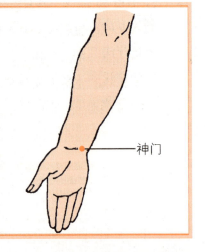

神门

按摩方法 弯曲大拇指，以指甲尖垂直掐按穴位，每日早晚，左右手各掐按3～5分钟，先左后右。

刺灸方法 直刺0.3～0.5寸或向上平刺1.0～1.5寸。艾炷灸1～3壮，艾条灸5～15分钟。

配伍疗法 配心俞、脾俞、太冲治失眠；配人中、劳宫治狂躁不安；配前谷、合谷治咽干失音。

主治症状 清心泻火，理气活络。主治心悸，胸痛，心律不齐，阴痛，阴部瘙痒；痈疡；小指挛痛，遗尿，尿潴留，月经过多；癔病；臂神经痛；肋间神经痛。

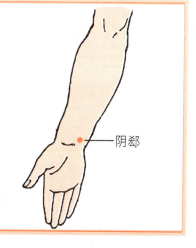

定位与取穴

在前臂掌侧，当尺侧腕屈肌腱的桡侧缘，腕横纹上0.5寸。

按摩方法 该穴位于人体的前臂掌侧，在尺侧腕屈肌腱的桡侧缘，腕横纹上0.5寸。用双手手指指腹端按压此穴，并做环状运动。每次2分钟左右，每日2次，力度适中。

刺灸方法 直刺0.3～0.5寸。间接灸3～5壮，艾条灸5～10分钟。

配伍疗法 配心俞、巨阙治心绞痛；配大椎治阴虚盗汗。

主治症状 主治心痛、惊悸、骨蒸盗汗、吐血、鼻出血、暴喑。常按压此穴可预防和治疗心脏疾病，也具有治疗幼儿抽筋的作用。多用于治疗神经衰弱、鼻出血、胃出血、子宫内膜炎等疾病。

少海穴

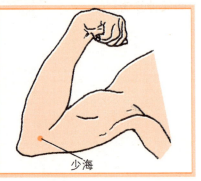

定位与取穴

属于手少阴心经经脉的穴道，位于人体肘横纹内侧端与肱骨内上髁连线的中点的凹陷处。

按摩方法 以大拇指指腹按压穴位，每天早晚各按1次，每次左右各按1~3分钟。

刺灸方法 直刺0.5~1.0寸。艾炷灸或温针灸3~5壮，艾条灸5~10分钟。

配伍疗法 配风池、风府、太冲、合谷清热化痰，熄风定痛；配曲池、阳陵泉治肘臂痛。

主治症状 主治心痛，肘臂挛痛、麻木，手颤，瘰疬，腋胁痛，三叉神经痛，落枕，神经衰弱，下肢痿痹，疔疮。

极泉穴

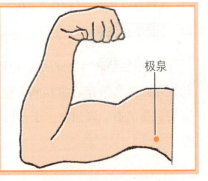

定位与取穴

在腋窝顶点，腋动脉搏动处。

按摩方法 端坐位,手臂微张开,以方便按揉腋窝。另一手拇指在前,其余四指在后置于腋窝部,握住覆盖腋窝前方的胸大肌,以其余四指按揉极泉穴,力度以感觉酸痛明显为度,每次按揉2~3分钟,左右交替,早晚各一次。

刺灸方法 直刺0.3~0.5寸。艾炷灸或温针灸3~5壮,艾条灸5~10分钟。

配伍疗法 配肩髃、曲池治肩臂痛;配侠白治心痛、干呕、烦满;配日月、脾俞治四肢不收。

主治症状 主治胸闷气短,心痛心悸,肘臂冷痛,四肢不举;腋臭;肩周炎,乳汁分泌不足。

养 老 穴

定位与取穴

属于手太阳小肠经经脉的穴道。屈肘,手掌心向胸,尺骨小骨桡侧缘上方凹陷中。

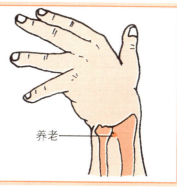

养老

按摩方法 用食指的指尖垂直向下按揉,穴位处有酸胀感。每次左右两穴各按揉1~3分钟。

刺灸方法 向上斜刺0.5~0.8寸;艾炷灸3~5壮,艾条灸5~15分钟。

配伍疗法 配太阳、睛明、承泣治目视不清;配肾俞、委中治腰扭伤。

主治症状 主治目视不明,肩、背、肘、臂酸痛。多用于治疗急性腰扭伤、落枕、眼球充血、半身不遂等疾病。

经穴保健按摩

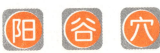
阳谷穴

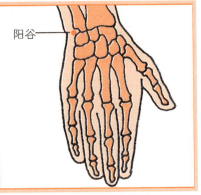

◎定位与取穴◎

此处穴位在人体的手腕尺侧，当尺骨茎突与三角骨之间的凹陷处。

按摩方法 用拇指按压所在之处，有酸胀感，屈肘侧腕，用拇指的指腹按压穴位，做圈状按摩。每次按1~3分钟。

刺灸方法 直刺0.3~0.5寸。艾炷灸3~5壮，艾条灸5~15分钟。

配伍疗法 配阳池治腕部疼痛；配间使治癫痫。

主治症状 主治头痛、目眩、耳鸣、耳聋、热病、腕痛。多用于治疗神经痛、腮腺炎、齿龈炎等疾病。

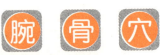
腕骨穴

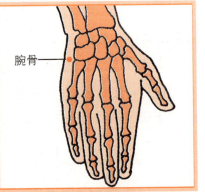

◎定位与取穴◎

在手掌尺侧，当第5掌骨基底与钩骨之间的凹陷处，赤白肉际。

按摩方法 端坐仰掌,手微握拳,用另一手的拇指指尖掐按腕骨穴,酸痛感明显者为佳,以能耐受为度,注意不要掐破皮肤。早晚各一次,每次掐按2~3分钟,左右手交替。

刺灸方法 直刺0.5~0.8寸。艾炷灸1~3壮,艾条灸5~15分钟。

配伍疗法 配风池、上星治风热头痛;配阳谷、前谷治目翳;配养老、支正治臂肘不能伸屈。

主治症状 主治头项强痛、耳鸣、黄疸、热病、疟疾、指挛腕痛。多用于治疗口腔炎、糖尿病等疾病。

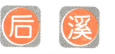

定位与取穴

属手太阳小肠经经脉的穴道,在人体的手掌尺侧,微微握拳,当第五指掌关节后远侧,掌横纹头赤白肉际。

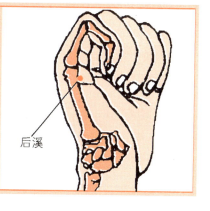

后溪

按摩方法 用大拇指指甲掐按穴位,有胀酸感。每次掐按1~3分钟。

刺灸方法 直刺0.5~0.8寸。艾炷灸1~3壮,艾条灸5~15分钟。

配伍疗法 配大椎、天柱治头痛;配鱼际、少商、列缺治鼻塞、鼻衄;配合谷、三阳络治急性腰扭伤。

主治症状 主治头项强痛,失眠,疟疾,手指及肘臂挛急,脑卒中,癫狂,痫症,耳聋,目赤,盗汗,荨麻疹,腰扭伤,小儿惊厥。

前谷穴

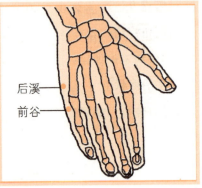

定位与取穴

属于手太阳小肠经经脉的穴道，在手掌尺侧，微握拳，当小指本节（第5指掌关节）前的掌指横纹头赤白肉际。

按摩方法 用手指指腹端按压此穴，每次2分钟左右。每日2次，力度适中。

刺灸方法 直刺0.2~0.3寸，艾炷灸或温针灸3~5壮，艾条灸5~15分钟。

配伍疗法 配耳门、翳风治耳鸣。

主治症状 主治头项、肘臂、腕关节疼痛，手指麻木，腮腺炎，热病，头痛，目痛，耳鸣，咽喉肿痛，产后无乳或乳少。

少泽穴

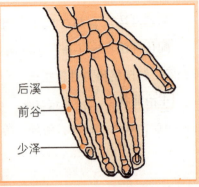

定位与取穴

属于手太阳小肠经经脉的穴道，在人体小指末节尺侧，距指甲角0.1寸。

按摩方法 一只手的掌背向上、掌心向下；用另一只手轻握，大拇指弯曲，用指甲尖端垂直下压，轻轻掐按此处穴位，有强烈的刺痛感。每次掐按1~3分钟。

刺灸方法 浅刺0.1~0.2寸或用三棱针点刺放血。艾炷灸1~3壮，艾条灸5~15分钟。

配伍疗法 配睛明、太阳、合谷治目赤肿痛；配翳风、耳门、风池、中渚治耳聋；配乳根、膻中治产后缺乳。

主治症状 主治热病，脑卒中，昏迷，乳汁少，乳痈，咽喉肿痛，目翳，头痛，脑血管疾病后遗症，耳鸣，耳聋，疟疾。

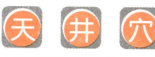

天井穴

定位与取穴

属手少阳三焦经经脉的穴道，位于人体的手臂外侧，屈肘时，当肘尖直上1寸凹陷处。

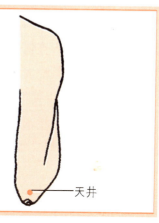

按摩方法 弯曲中指（或食指）以指尖垂直向上按摩肘尖下穴位，有酸、胀、麻的感觉。每天早晚各按压1次，每次左右各按压1~3分钟。

刺灸方法 直刺0.5~1.0寸；间接灸3~5壮，艾条灸10~20分钟。

配伍疗法 配率谷治偏头痛；配天突治瘿气；配臂臑治瘰疬、瘾疹；配巨阙、心俞治精神恍惚。

主治症状 主治偏头痛、胁肋、颈项、落枕、肩臂痛、耳聋。多用于治疗肘关节炎、颈淋巴结核等疾病。

支沟穴

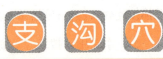

● 定位与取穴 ●

属手少阳三焦经经脉的穴道，位于人体的前臂背侧，当阳池穴与肘尖的连线上，腕背横纹上3寸，尺骨与桡骨之间。

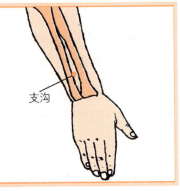

按摩方法 中指指尖垂直下压，揉按穴位，会有酸、痛的感觉。每天早晚各揉按1次，每次左右各揉按1~3分钟，先左后右。

刺灸方法 直刺0.5~1.0寸。艾炷灸或温针灸3~5壮，艾条灸10~20分钟。

配伍疗法 配通里、前谷、少商治音哑、失声；配肾俞、委中、腰阳治慢性腰扭伤；配丰隆治痰热气郁导致的实喘。

主治症状 主治耳聋、耳鸣、肩背酸痛、胁肋痛、呕吐、便秘、热病。多用于治疗肋间神经痛、产后血晕、习惯性便秘、肋痛等疾病。

外关穴

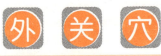

● 定位与取穴 ●

属手少阳三焦经经脉上的重要穴道，在前臂背侧，当阳池与肘尖的连线上，腕背横纹上2寸，尺骨与桡骨之间。

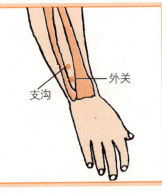

按摩方法 一手屈肘放于胸前，掌心向下，另一手反手握住该手腕关节稍上方的外侧，以拇指指端点揉外关穴，以局部有酸麻胀痛感为度，两手交替点揉，每次操作2~3分钟。

刺灸方法 直刺0.5~1.0寸。艾炷灸或温针灸3~5壮，艾条灸5~10分钟。

配伍疗法 配阳池治头痛；配三阳络、光明治急性腰扭伤；配合谷、太冲治面瘫；配耳门、翳风治耳鸣。

主治症状 主治感冒，头痛，目赤肿痛，耳鸣，耳聋，胁肋痛，上肢痹痛，急性腰扭伤，落枕，脑血管疾病后遗症，高血压。

● **定位与取穴** ●

属手厥阴心包经经脉的穴道，在人体的肘横纹中，当肱二头肌腱的尺侧缘。

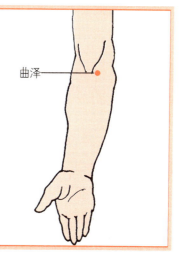

曲泽

按摩方法 用大拇指指尖垂直按压穴位，有酸、胀、痛的感觉。每天早晚左右各按压1次，每次1~3分钟。

刺灸方法 直刺0.5~1.0寸或用三棱针点刺出血。间接灸3~5壮，艾条灸5~10分钟。

配伍疗法 配太渊、膻中、天泉治痰浊闭阻导致的心绞痛、胸闷；配心俞、膈俞、巨阙治胃痛；配郄门、间使、内关治肘臂挛痛。

主治症状 主治心痛、善惊、心悸、胃疼、呕吐、转筋、热病、烦躁、肘臂痛。当手部扭伤时，可按压此穴缓解疼痛。多用于治疗尺神经痛、腮腺炎、齿龈炎、精神病等疾病。

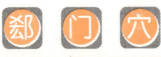

●定位与取穴●

属手厥阴心包经经脉的穴道，在前臂掌侧面曲泽与大陵的连线上，腕横纹上5寸。

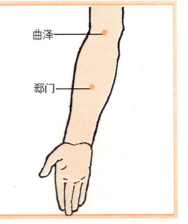

按摩方法 伸臂仰掌，用大拇指指端按压郄门穴，按之酸麻胀痛明显，重按酸麻胀痛感可向下传之于手指，向上可传至上臂部，左右手交替按压，早晚各一次，每次3~5分钟。

刺灸方法 直刺0.5~0.8寸。艾炷灸3~5壮，艾条灸5~10分钟。

配伍疗法 配大陵治咯血；配曲泽、大陵治心绞痛；配梁丘、足三里、太冲治神经性呕吐；配内关治急性心肌缺血。

主治症状 主治心痛、心悸、呕血、衄血、心悸、心痛、疔疮、癫痫。也具有安定神经的功效。多用于治疗心肌炎、风湿性心脏病等疾病。

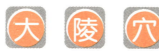

大陵穴

定位与取穴

属手厥阴心包经经脉的穴道，在人体的腕掌横纹的中点处，当掌长肌腱与桡侧腕屈肌腱之间。

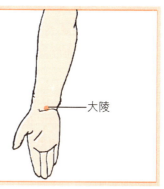

按摩方法 用指尖或者指甲尖垂直掐按穴位，有刺痛感。每次掐按1~3分钟。

刺灸方法 直刺0.3~0.5寸。艾炷灸或温针灸3~5壮，艾条灸5~10分钟。

配伍疗法 配脾俞、胃俞、中脘治胃痛、呕吐；配神门、三阴交、心俞治失眠；配内关、玉枕治口疮。

主治症状 主治心痛，心悸，胸胁痛，肋间神经痛，胃痛，呕吐，癫狂，失眠，瘫病，腕关节痛，足跟痛，疥癣，扁桃体炎，咽炎，腋淋巴腺炎。

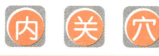

内关穴

定位与取穴

属手厥阴心包经经脉的穴道，在人体的前臂掌侧，从近手腕的横皱纹的中央，往上大约三指宽的中央部位。

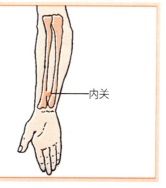

按摩方法 用拇指指尖或指甲尖垂直掐按穴位,有特别酸、胀、微痛的感觉。每天早晚,左右各掐按1~3分钟,先左后右。

刺灸方法 可以直刺0.5~1.0寸或向上斜刺1.0~2.0寸。艾炷灸或温针灸5~7壮,艾条灸5~10分钟。

配伍疗法 配神门、大陵、三阴交治癫狂;配肺俞、心俞治心悸;配膻中、巨阙治瘀血胸痛;配梁丘、阳陵泉、公孙治呕吐;配足三里、神门、太冲治胃溃疡。

主治症状 主治心痛、心悸、胸痛、胃痛、呕吐、呃逆、失眠、癫痫、眩晕、中风、哮喘、偏头痛、热病、产后血晕、肘臂挛痛。具有缓和系统不适、安定神经、调整血压的作用,同时还具有美容的作用。

阳池穴

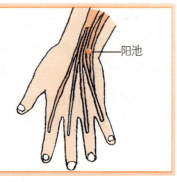

定位与取穴

属手少阳三焦经经脉的穴道,在人体的手腕部位,即腕背横纹上,前对中指和无名指的指缝。

按摩方法 弯曲大拇指,以指尖垂直揉按手腕横纹中点穴位处,有酸、痛的感觉。每天早晚各1次,每次左右各揉按1~3分钟,先左后右。

刺灸方法 直刺0.3~0.5寸。间接灸或温针灸3~5壮,艾条灸5~10分钟。

配伍疗法 配睛明、承泣治目痛;配液门、扶突治咽喉肿痛;配腕骨、外关治腕痛;配肩髃、臂臑治肩臂痛。

主治症状 主治手腕疼痛、疟疾、腕部疾病、掉发等病症。该穴为人体手少阳三焦经上的重要腧穴之一。也可用治疗湿疹、荨麻疹、青春痘。多用于治疗腕关节炎、糖尿病等疾病。

中渚穴

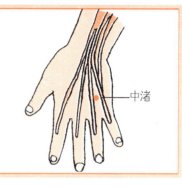

定位与取穴

属手少阳三焦经经脉的穴道,在人体手背部位,小指与无名指的指根间下1寸的手背凹陷处。

按摩方法 食指弯曲,用指头旁侧边缘垂直揉穴位,有酸胀和痛感。先左后右,每天早晚各揉按1次,每次揉按1~3分钟。

刺灸方法 直刺0.3~0.5寸或向上斜刺0.5~1.0寸。艾炷灸或温针灸3~5壮,艾条灸5~10分钟。

配伍疗法 配头维治头痛、目眩;配翳风、耳门治耳鸣;配外关治肩周炎;配肩井、肩贞治落枕。

主治症状 主治头痛,眩晕,目赤,耳鸣,耳聋,咽喉肿痛,两肩胛内痛,腿疼,手指不能屈伸,肋间神经痛。

劳宫穴

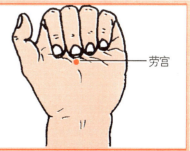

定位与取穴

属手厥阴心包经经脉的穴道,在人体的手掌心,即握拳屈指时,中指尖所在的部位。

按摩方法 用指甲尖垂直掐按穴位,有刺痛感。先左后右,每天早晚两手穴位各掐按1次,每次1～3分钟。

刺灸方法 直刺0.3～0.5寸。艾炷灸或温针灸3～5壮,艾条灸5～10分钟。

配伍疗法 配内关、心俞、肺俞治心绞痛、心悸;配大陵、玉枕治口疮、口臭;配太冲、人中治中风昏迷;配极泉、少商、太渊治呃逆。

主治症状 主治口疮,口臭,脑卒中昏迷,鹅掌风,心痛,呕吐,高血压,脑血管疾病后遗症,黄疸,食欲不振,手指麻木。

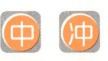

● 定位与取穴 ●

属手厥阴心包经经脉的穴道,在人体的手中指末节尖端中央。

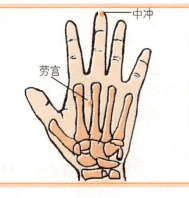

按摩方法 用一手拇指指甲尖垂直掐按另一手中指端的正中穴位,有刺痛的感觉。先左后右,每天早晚两边穴位各掐按1次,每次1～3分钟。

刺灸方法 浅刺0.1～0.2寸或用三棱针点刺出血。艾炷灸1～3壮,艾条灸5～10分钟。

配伍疗法 配心俞、内关、神门、风池治心痛;配太冲、人中、劳宫、十二井治中风昏迷;配曲池、哑门、廉泉治舌强不语;配脾俞、肾俞、百会治小儿惊风。

主治症状 主治昏迷,中暑昏厥,小儿惊风,心痛,心烦,舌强肿痛,小儿消化不良,高血压,心肌炎,脑溢血。

液门穴

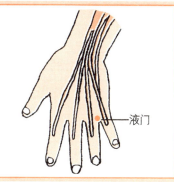

定位与取穴

属手少阳三焦经经脉的穴道,在人体的手背部,当第四、第五指间,指蹼缘后方赤白肉际的部位。

按摩方法 用指尖或者指甲尖垂直掐按穴位,有酸胀的感觉,先左后右,每天早晚两侧穴位各掐按1次,每次掐按1~3分钟。

刺灸方法 直刺0.3~0.5寸。艾炷灸或温针灸3~5壮,艾条灸5~10分钟。

配伍疗法 配太冲、侠溪治肝胆火盛引起的头痛;配下关、颊车治牙痛;配听会、耳门治耳聋、耳鸣。

主治症状 主治头痛,眩晕,疟疾,咽喉肿痛,口疮,牙痛,目赤,耳鸣,耳聋,颈椎病,肩周炎,上肢瘫痪。

伏兔穴

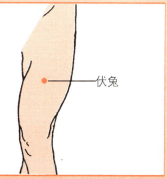

定位与取穴

属足阳明胃经经脉的穴道,在人体的大腿前面,髂前上棘与髌骨外侧端的连线上,髌骨上6寸处。

按摩方法 用双手食、中、无名三指垂直揉按，或者可轻握拳，用手背指节突起处揉按。每天早晚各按 1 次，每次揉按 1~3 分钟。

刺灸方法 直刺 1.0~2.0 寸。艾炷灸 3~5 壮，艾条灸 5~10 分钟。

配伍疗法 配归来治疝气；配委中、足三里治下肢麻木；配合谷、曲池治荨麻疹。

主治症状 主治腰痛膝冷、下肢麻痹、疝气、脚气。常按压此穴，可以促进下肢血液循环。多用于治疗膝关节炎、腰膝冷痛等疾病。

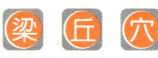

梁丘穴

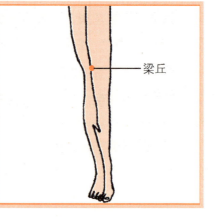

●定位与取穴●

屈膝，大腿前面，当髂前上棘与髌底外侧端的连线上，髌底上 2 寸。

按摩方法 用双手指指端按压此穴。用力较大。每日 2 次。每次 5 分钟左右。

刺灸方法 直刺或斜刺 0.3~0.5 寸；艾炷灸 3~5 壮，艾条灸 5~10 分钟或药物天灸。

配伍疗法 配阴市、伏兔治下肢不遂；配内庭治胃热胃痛；配足三里、少泽、曲池治乳痈。

主治症状 主治膝肿痛、下肢不遂、胃痛、乳痈。多用于治疗胃痉挛、胃酸过多、腹泻等疾病。

犊鼻穴

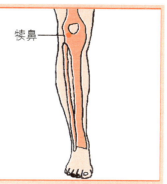

定位与取穴

属足阳明胃经经脉的穴道。屈膝,在膝部髌骨和髌韧带外侧的凹陷中。

按摩方法 双手掌心向下,轻置膝盖上,以中指指腹用力垂直揉按穴位。每天早晚各1次,每次揉按1~3分钟。

刺灸方法 从前向后斜刺0.5~1.5寸。艾炷灸5~9壮,艾条灸5~10分钟。

配伍疗法 配鹤顶、足三里、阴陵泉治膝关节病;配支沟、天枢治腹胀、便秘;配天枢、太溪、涌泉治脚气;配梁丘、膝眼、委中治膝关节炎。

主治症状 主治膝痛、下肢麻痹、屈伸不利、脚气。多用于治疗关节炎,下肢水肿等疾病。

足三里穴

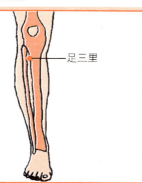

定位与取穴

属足阳明胃经经脉的穴道,位于小腿前外侧,当犊鼻穴下3寸,距胫骨前嵴一横指(中指)处。

按摩方法 用中指的指腹垂直用力按压穴位，有酸痛、胀、麻的感觉。每天早晚各按压1次，每次1~3分钟。

刺灸方法 直刺或斜刺1.0~2.0寸；艾炷灸3~5壮，艾条灸5~10分钟。

配伍疗法 配丰隆治乳痛；配太冲、三阴交治痛经；配心俞、通里治心悸。

主治症状 主治消化器官疾病、头痛、牙痛、神经痛、鼻部疾病、心脏病、呼吸器官疾病、胃下垂、食欲不振、便痢、腹部胀满、呕吐等一切胃肠、腹部不适之疾病。此外，对更年期障碍、腰腿疲劳、皮肤粗糙也很有效。足三里穴是人体最重要的治病穴道之一。多用于治疗高血压、失眠、忧郁症、神经衰弱等疾病。

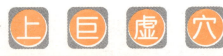

◎ **定位与取穴** ◎

在小腿前外侧，当犊鼻下6寸，距胫骨前缘一横指（中指）。

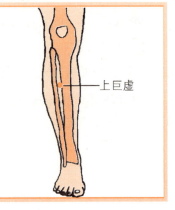

上巨虚

按摩方法 用双手指指端垂直用力按压此穴。每日2次，每次5分钟左右。

刺灸方法 直刺1.0~1.5寸。艾炷灸或温针灸5~8壮，艾条灸5~10分钟。

配伍疗法 配地机、脾俞治腹胀；配胃俞治消化不良；配中脘、神门治肠鸣。

主治症状 主治肠鸣、腹痛、泄泻、便秘、肠痈、下肢痿痹、脚气。

下巨虚穴

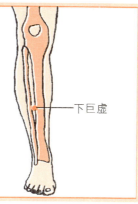

定位与取穴

在小腿前外侧,当犊鼻下9寸,距胫骨前缘一横指(中指)。

按摩方法 用双手指指端垂直用力按压此穴。每日2次,每次5分钟左右。

刺灸方法 直刺或斜刺1.0~1.5寸。艾炷灸或温针灸5~9壮,艾条灸10~20分钟。

配伍疗法 配天枢、气海治腹痛;配少泽治乳痈。

主治症状 主治小腹痛、泄泻、痢疾、乳痈、下肢痿痹。多用于治疗急性肠炎、腹泻、四肢无力等疾病。

条口穴

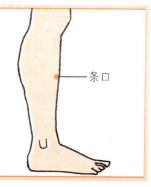

定位与取穴

在小腿前外侧,当犊鼻下8寸,距胫骨前缘一横指(中指)。

按摩方法 坐位微屈膝，腰部前倾，用拇指指腹点揉一侧条口穴。点揉时的力度要均匀、柔和、渗透，不能与皮肤表面形成摩擦。每天早晚各一次，每次2~3分钟，两侧条口穴同时或交替进行点揉。

刺灸方法 直刺1.0~3.0寸。艾炷灸或温针灸3~5壮，艾条灸5~10分钟。

配伍疗法 配承山、肩贞治肩周炎；配太冲、中封治腓神经麻痹。

主治症状 主治肩周冷痛，抬举困难，下肢痿痹，跗肿，转筋，肠炎，扁桃体炎。

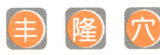

丰隆穴

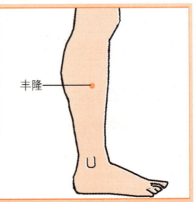

● 定位与取穴 ●

属足阳明胃经经脉的穴道，位于足外踝上8寸（大约在外膝眼与外踝尖的连线中点）处。

丰隆

按摩方法 用食指、中指、无名指的指腹按压（中指用力）穴位，有酸痛感。每天早晚各按压1次，每次1~3分钟。

刺灸方法 直刺1.0~1.5寸。艾炷灸或温针灸5~7壮，艾条灸5~10分钟。

配伍疗法 配合谷、尺泽治哮喘；配劳宫、少商治呃逆；配涌泉、本神治癫痫。

主治症状 主治咳嗽，痰多，哮喘，头晕，癫狂，癫痫，下肢不遂，腹胀，便秘。

箕门穴

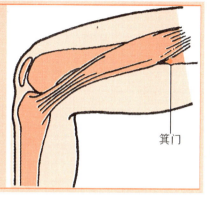

定位与取穴

在大腿内侧,当血海与冲门连线上,血海上6寸。

按摩方法 用双手手指指端垂直用力按压此穴。力度可较大。每日2次,每次5分钟左右。

刺灸方法 直刺0.3~1.0寸。艾炷灸或温针灸3~5壮,艾条灸5~10分钟。

配伍疗法 配太冲治腹股沟疼痛。

主治症状 主治腹股沟肿痛,小便不利,遗尿,精力减退,痔疮。

血海穴

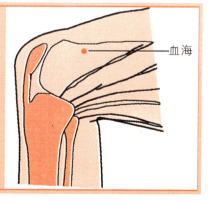

定位与取穴

属足太阴脾经经脉的穴道。屈膝,在大腿内侧,髌底内侧端上2寸处,当股四头肌内侧头的隆起处。

按摩方法 大拇指弯曲，用大拇指的指尖按揉穴位。每天早晚各按揉1次，每次按揉3～5分钟。

刺灸方法 直刺1.0～2.0寸；艾炷灸5～9壮，艾条灸5～10分钟。

配伍疗法 配气海、百会治产后血晕；配上、下巨虚治痢疾；配合谷、曲池、风池治荨麻疹。

主治症状 主治月经不调，痛经，经闭，湿疹，荨麻疹，瘾疹，丹毒，神经性皮炎，膝关节炎，下肢溃疡。

阴陵泉穴

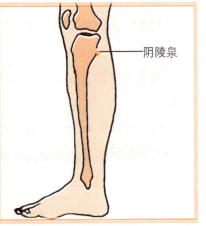

◎定位与取穴◎

属足太阴脾经经脉的穴道，在人体的小腿内侧，膝下胫骨内侧凹陷处，与阳陵泉相对。

按摩方法 大拇指弯曲，用拇指的指尖从下往上用力揉按，会有刺痛和微酸的感觉。每天早晚各揉按1次，每次揉按1～3分钟。

刺灸方法 直刺1.0～2.0寸；艾炷灸5～9壮，艾条灸5～10分钟。

配伍疗法 配胃俞、脾俞治腹痛；配膀胱俞、中极治小便不利；配血海、风池、合谷、曲池治荨麻疹。

主治症状 主治小便不利或失禁，水肿，黄疸，腹胀，泄泻，膝痛，阴茎痛，痛经，女性阴痛，低血压，便秘，尿频，失眠。

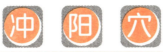

定位与取穴

在足背最高处，当踝长伸肌腱和趾长伸肌腱之间，足背动脉搏动处。

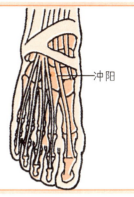

——冲阳

按摩方法 用双手手指指端垂直用力按压此穴。力度较大，每日2次，每次5分钟左右。

刺灸方法 直刺0.3~0.5寸。

配伍疗法 配大椎、丰隆治癫痫。

主治症状 主治口眼歪斜、面肿、齿痛、胃病、足痿无力。常按压此穴，能缓解神智、放松心情。多用于治疗食欲不振、腹泻、坐骨神经痛等疾病。

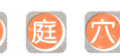

定位与取穴

属足阳明胃经经脉的穴道，在足的次趾与中趾之间，脚叉缝尽处的陷凹中。

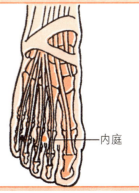

——内庭

按摩方法 弯曲大拇指，用指尖下压揉按穴位，早晚各 1 次，先左后右，各揉按 1~3 分钟。

刺灸方法 直刺或斜刺 0.3~0.5 寸。艾炷灸 3~5 壮，艾条灸 5~10 分钟。

配伍疗法 配合谷治齿痛；配地仓颊车治口歪；配三里穴、天枢穴治泄泻。

主治症状 主治腹痛、腹胀、泄泻、便秘、痢疾、消化不良、齿痛、面肿、目痛、耳鸣、小便出血、发热、恶寒、疟不能食、肠疝、口歪斜、足背肿痛等疾病。尤其善于治疗脚麻。多用于治疗消化不良、胃肠虚弱等疾病。

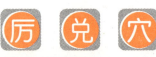

◎ 定位与取穴 ◎

在足趾，第 2 趾末节外侧，趾甲根角侧后方 0.1 寸（指寸）。

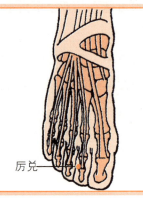

厉兑

按摩方法 以大拇指指甲垂直掐按穴位，每日早晚各掐按 1~3 分钟，先左后右。

刺灸方法 浅刺 0.1~0.2 寸或用三棱针点刺放血；米粒灸 3~5 壮，艾条灸 5~10 分钟。

配伍疗法 配内关、神门治多梦；配间使、膈关治癫狂。

主治症状 主治呃逆、呕吐、食欲不振、咽喉肿痛、热病、癫狂。常按压此穴能缓解眼部疲劳。多用于治疗食欲不振、黄疸、糖尿病、面神经麻痹、扁桃体炎等疾病。

解溪穴

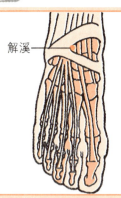

解溪

◎ 定位与取穴 ◎

在足背与小腿交界处的横纹中央凹陷处，当拇长伸肌腱与趾长伸肌腱之间。

按摩方法 取坐位，俯身，双手拇指分别按压同侧脚背上的解溪穴。每天早晚各一次，每次2~3分钟。

刺灸方法 直刺0.5~10寸或平刺1.0~1.5寸；艾炷灸3~5壮，艾条灸10~15分钟。

配伍疗法 配内庭、太白治腹胀；配外关、天枢、腹结治便秘；配本神、太冲治癫痫。

主治症状 主治踝关节疼痛，下肢痿痹，头痛，头晕，腹胀，便秘，高血压。

公孙穴

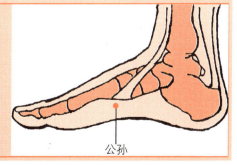

公孙

◎ 定位与取穴 ◎

属足太阴脾经经脉的穴道，位于人体足内侧缘，当第1跖骨基底部的前下方。

按摩方法 大拇指弯曲,指尖垂直揉按穴位。每天早晚各揉按1次,每次揉按1~3分钟。

刺灸方法 直刺0.5~0.8寸或透刺;艾炷灸3~5壮;艾条灸5~10分钟。

配伍疗法 配合谷、胃俞治寒积导致的胃痛;配血海、三阴交治月经不调;配隐白、三阴交治带下病。

主治症状 主治胃脘痛,胃脘堵闷,腹痛,泄泻,便血,心痛,胸闷,月经不调,产后血晕,逆气里急,癫痫,足跟痛。

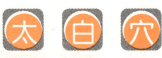

● 定位与取穴 ●

位于足内侧缘,当第1跖骨小头后下方凹陷处,即脚的内侧缘靠近足大趾处。

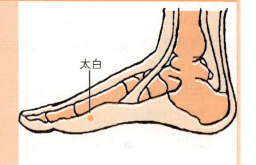

按摩方法 以拇指指腹垂直按压穴位,每日早晚各按压1次,每次左右各按压1~3分钟。

刺灸方法 直刺0.5~0.8寸;艾炷灸3~5壮,艾条灸10~15分钟。

配伍疗法 配足三里、中脘治胃痛;配承山、二白治痔疮。

主治症状 主治先天性脾虚,胃痛,便秘,肠鸣,腹胀,腹痛,泄泻,呕吐,痢疾,肢倦,血糖不稳,身重,痔疮,心痛,腰痛,下肢麻痹或疼痛,脚气。

隐白穴

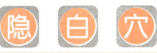

定位与取穴

属足太阴脾经经脉上的穴位，在足大趾末节内侧，距离趾甲角大约0.1寸。

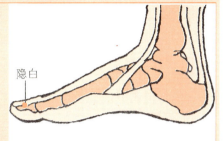

隐白

按摩方法 用大拇指指甲垂直掐按穴位，每日早晚各按1次，每次左右各掐按1~3分钟。

刺灸方法 浅刺0.1~0.2寸或用三棱针点刺放血；艾炷灸3~7壮，艾条灸10~15分钟，用于止血。

配伍疗法 配太白、地机治腹胀；配大敦治疝气；配血海、脾俞治女子月经过多。

主治症状 主治月经过多，崩漏，便血，尿血，牙龈出血，鼻衄，腹胀，癫狂，梦魇，小儿惊风。

地机穴

定位与取穴

在小腿内侧，当内踝尖与阴陵泉的连线上，阴陵泉下3寸。

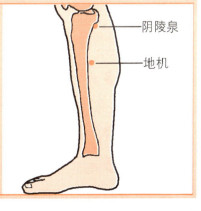

阴陵泉

地机

按摩方法 两腿盘坐,以一手大拇指指腹点揉地机穴。点揉的力度要均匀、柔和、渗透,使力量深达深层局部组织,以有酸痛感为佳。早晚各一次,每次点揉3~5分钟,两侧地机穴交替点揉。

刺灸方法 直刺0.5~0.8寸;艾炷灸或温针灸3~5壮,艾条灸5~10分钟。

配伍疗法 配大都、太白治食欲不振;配足三里、肾俞治水肿;配漏谷、阴陵泉治遗精;配太冲、内关、气海治痛经。

主治症状 主治腹痛、泄泻、小便不利、水肿、月经不调、痛经、遗精。多用于治疗膝关节炎、下肢肿痛、消化不良、肠胃炎、胃溃疡、白带等疾病。

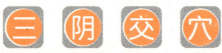

三阴交穴

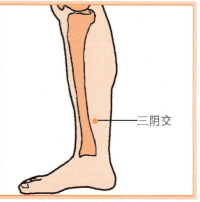

● 定位与取穴 ●

属足太阴脾经经脉的穴道,在人体小腿内侧,足内踝上缘四指宽,踝尖正上方胫骨边缘凹陷中。

按摩方法 大拇指弯曲,用指尖垂直按压胫骨后缘,会有强烈的酸痛感。每天早晚各按1次,每次按压1~3分钟。

刺灸方法 直刺1.0~1.5寸;艾炷灸5~9壮,艾条灸5~10分钟。

配伍疗法 配足三里治肠鸣、泄泻;配中极治月经不调;配子宫治阴挺;配大敦治疝气;配内关、神门治失眠。

主治症状 主治痛经、脚底肿胀、过胖过瘦（增肥减肥）、手脚冰冷、冷感症、更年期综合征、妇科多种疾病。此外，对胃酸、食欲不振也有效。该穴为人体足太阴脾经上的重要穴道之一。多用于治疗膝关节炎、下肢肿痛、消化不良、肠胃炎、胃溃疡、白带等疾病。

殷门穴

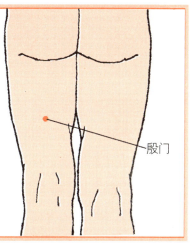

定位与取穴

这处穴位在人体的大腿后面，当承扶穴与委中穴的连线上，在承扶穴下6寸处。

按摩方法 中指和食指并拢，用指腹按揉这个穴位。左右两侧的穴位，每次各按揉1~3分钟。

刺灸方法 直刺1.5~2.5寸；艾炷灸5~9壮，艾条灸5~10分钟。

配伍疗法 配委中、殷门治腰骶疼痛；配章门、期门治肋间神经痛；配环跳、阳陵泉、悬钟治坐骨神经痛。

主治症状 主治腰痛、下肢痿痹。也具有收腹提臀、瘦腿、促进血液循环的功效。多用于治疗下肢麻痹、小儿麻痹后遗症等疾病。

委阳穴

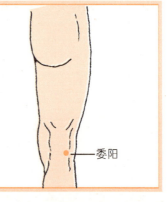

定位与取穴

在腘横纹外侧端，当股二头肌腱的内侧。

按摩方法 用大拇指指腹点揉委阳穴。点揉的力度要均匀、柔和、渗透，使力量深达深层局部组织，以有酸痛感为佳。

刺灸方法 直刺1.5~2.5寸；艾炷灸3~5壮，艾条灸5~10分钟。

配伍疗法 配三焦俞、肾俞治小便不利；配阴陵泉、太白、行间治腰痛。

主治症状 主治腹满、小便不利、腰脊强痛、腿足挛痛。多用于治疗腰背肌痉挛、肾炎、膀胱炎等疾病。

委中穴

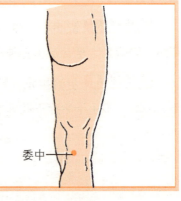

定位与取穴

属足太阳膀胱经经脉的穴道，在膝盖里侧中央。

按摩方法 用食指的指腹，向内用力按揉，每次左右两侧穴位各按揉1～3分钟，也可以双侧同时按揉。

刺灸方法 直刺1.0～1.5寸或用三棱针点刺放血；艾炷灸3～5壮，艾条灸5～10分钟。

配伍疗法 配足三里、三阳络、肾俞治腰扭伤；配曲池、后溪治荨麻疹；配阳陵泉、环跳、丰隆治半身不遂。

主治症状 主治小腿疲劳、肚子疼痛、脖子酸痛、腰部疼痛或疲劳、臀部疼痛、膝盖疼痛。该穴为人体足太阳膀胱经上的重要穴道之一。多用于治疗坐骨神经痛、中风后遗症、肠炎、痔疮、湿疹等疾病。

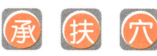

● 定位与取穴 ●
在大腿后面，臀下横纹的中点。

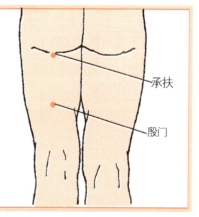

承扶

殷门

按摩方法 屈肘，用肘尖点揉承扶穴。点揉的力度要均匀、柔和、渗透，使力量深达深层局部组织，以有酸痛感为佳。

刺灸方法 直刺1.5～2.5寸；艾炷灸或温针灸5～9壮，艾条灸5～10分钟。

配伍疗法 配委中、殷门治腰骶疼痛；配中膂俞、中极治尿潴留；配环跳、阳陵泉、悬钟治坐骨神经痛。

主治症状 主治腰、骶、臀、股部疼痛，坐骨神经痛，小儿麻痹后遗症，痔疾，便秘，尿潴留。

飞扬穴

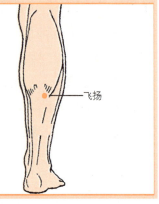

◉ 定位与取穴 ◉

在小腿后面,外踝后,昆仑直上7寸,承山穴外下方1寸处。

按摩方法 分别用食指和中指的指腹按揉左右两侧穴位,每次按揉1~3分钟。

刺灸方法 直刺1.0~1.5寸;艾炷灸或温针灸5~9壮,艾条灸5~10分钟。

配伍疗法 配委中治腿痛;配风府、人中治脑血管疾病后遗症。

主治症状 主治头痛、目眩、腰腿疼痛、痔疮。多用于治疗腓肠痉挛、风湿性关节炎、肾炎、膀胱炎等疾病。

承筋穴

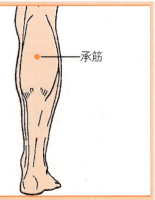

◉ 定位与取穴 ◉

承筋穴位于人体的小腿后面,当委中穴与承山穴的连线上,腓肠肌的肌腹中央,委中穴下5寸处。

按摩方法 用手轻轻握住小腿侧部，拇指在小腿后，四指在腿侧，用拇指的指腹按揉左右两穴位，每次按揉1~3分钟。

刺灸方法 直刺0.5~1.0寸；艾炷灸5~9壮，艾条灸5~10分钟。

配伍疗法 配大肠俞治痔疮；配腰阳关、腰俞、腰眼治急性腰扭伤；配委中治下肢挛痛。

主治症状 主治痔疮、腰腿疼痛。也具有消肿瘦臀的功效。多用于治疗下肢麻痹、腓肠肌痉挛、坐骨神经痛等疾病。

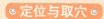

在小腿后面正中，委中穴与昆仑穴之间，当伸直小腿和足跟上提时腓肠肌肌腹下出现凹陷处。

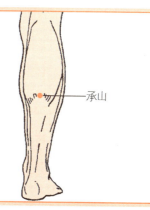

承山

按摩方法 用四指轻轻握住小腿，用大拇指的指腹按揉穴位，每次左右穴位各按揉1~3分钟，也可以两侧穴位同时按揉。

刺灸方法 直刺1.0~2.0寸；艾炷灸5~9壮，艾条灸5~10分钟。

配伍疗法 配天枢、本神、神柱治癫痫；配行间、列缺、天府治鼻衄；配归来、大巨治疝气；配梁门、中脘治胃痉挛。

主治症状 主治脚部劳累、膝盖劳累、便秘、腰背痛、腰腿痛、脱肛、痔疮等。该穴为人体足太阳膀胱经上的重要穴道之一，多用于治疗腓肠肌痉挛、坐骨神经痛、下肢瘫痪等疾病。

昆仑穴

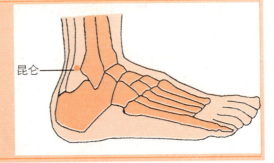

定位与取穴

属足太阳膀胱经经脉的穴道，在足外踝后0.5寸处，跟骨上的凹陷处。

按摩方法 大拇指弯曲，用指节由上向下轻轻刮按，每次左右各（或双侧同时）刮按1~3分钟。

刺灸方法 直刺0.5~0.8寸或向上斜刺2.0~3.0寸；艾炷灸5~9壮，艾条灸5~10分钟。

配伍疗法 配行间、天府、后溪治鼻衄；配解溪、阳白治眉棱骨痛；配肩中俞、风池、天柱治颈项僵直。

主治症状 主治头痛、腰痛、高血压、眼疾、怕冷症、腹气上逆、肠结石、下痢。多用于治疗下肢麻痹、高血压、坐骨神经痛等疾病。

申脉穴

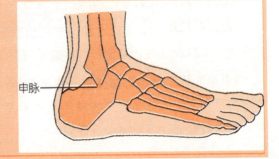

定位与取穴

人体申脉穴位于足外侧部，外踝直下方凹陷中。

按摩方法 正坐垂足，脚跟抬起，用同侧的手，四指在下，掌心朝上，扶住脚跟底部；用拇指的指腹按揉穴位，左右两穴，每次各按揉1~3分钟。

刺灸方法 直刺或略向下斜刺0.2~0.3寸；艾炷灸3~5壮，艾条灸5~10分钟。

配伍疗法 配本神、太冲治癫痫；配大陵、太溪、神门治阴虚火旺导致的失眠；配攒竹、解溪、印堂治半身不遂。

主治症状 主治头痛、眩晕、癫狂痫、腰腿酸痛、目赤肿痛、失眠。多用于治疗精神分裂症、坐骨神经痛等疾病。

●定位与取穴●

属足太阳膀胱经经脉的穴道，在人体足小趾末节外侧，距趾甲角约0.1寸。

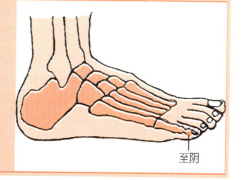

至阴

按摩方法 拇指弯曲，以指甲垂直下压，掐按穴位，每次左右各（或双侧同时）掐按1~3分钟。

刺灸方法 浅刺0.1~0.2寸或用三棱针点刺放血；艾炷灸或温针灸5~9壮，艾条灸5~10分钟。

配伍疗法 配太冲、百会治头痛；配足三里治胎位不正。

主治症状 主治头痛、目痛、鼻塞、鼻出血、胎位不正、难产。多用于治疗神经性头痛、偏瘫等疾病。

太溪穴

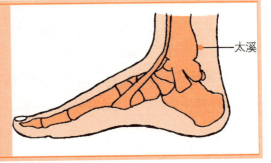

定位与取穴 属足太阴肾经经脉的穴道，在人体足内侧，内踝后方和脚跟骨筋腱之间的凹陷处。

按摩方法 四指放在脚背上，大拇指弯曲，从上往下刮按。每天早晚各刮按1~3分钟。

刺灸方法 直刺0.5~1.0寸；艾炷灸或温针灸3~5壮，艾条灸5~10分钟。

配伍疗法 配三阴交、气海、志室治滑精；配肾俞、关元、百会治阳痿；配鱼际、听会、翳风治耳聋耳鸣。

主治症状 主治肾脏病、牙痛、喉咙肿痛、气喘、支气管炎、手脚冰凉、关节炎、精力不济、手脚无力、风湿痛。能够祛除小腿多余的脂肪。多用于治疗支气管哮喘、肾炎、膀胱炎、喉炎、神经衰弱、贫血等疾病。

照海穴

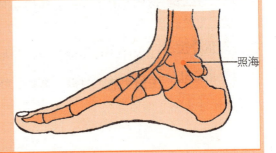

定位与取穴 在足内侧，内踝尖下方凹陷处。

按摩方法 坐位屈膝，以大拇指指腹点揉照海穴。点揉的力度要均匀、柔和、渗透，使力量深达深层局部组织，以有酸痛感为佳。早晚各一次，每次点揉3~5分钟，两侧照海穴交替点揉。

刺灸方法 直刺0.5~0.8寸；艾炷灸或温针灸3~5壮，艾条灸5~10分钟。

配伍疗法 配廉泉、鱼际治咽喉肿痛；配巨阙、膻中、阴郄治心痛；配肺俞、尺泽治气喘；配公孙、大白、地机治赤白带下。

主治症状 主治咽喉干燥、失眠、嗜卧、惊恐不宁、目赤肿痛、月经不调、痛经、阴挺、阴痒。多用于治疗慢性咽喉炎、扁桃体炎、便秘、神经衰弱、癫痫等疾病。

交信穴

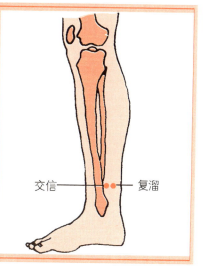

定位与取穴

在小腿内侧，当太溪直上2寸，复溜前0.5寸，胫骨内侧缘的后方。

按摩方法 用手掌握住小腿部，手指指腹按压揉此处。力度适中，每日2次。每次4分钟左右。

刺灸方法 直刺0.8~1.0寸；艾炷灸或温针灸3~5壮，艾条灸5~10分钟。

配伍疗法 配关元、三阴交治月经不调；配太冲、血海、地机治崩漏；配中都治疝气；配阴陵泉治五淋；配中极治癃闭；配关元治阴挺。

主治症状 主治月经不调、崩漏、阴挺、泄泻、便秘、疝气、泻痢赤白。多用于治疗子宫出血、痢疾、肠炎等疾病。

阴谷穴

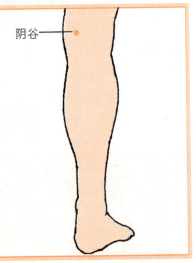

●定位与取穴●

在腘窝内侧，屈膝时，当半腱肌肌腱与关膜肌肌腱之间。

按摩方法 位于腘窝内侧，屈膝时，在半腱肌肌腱与半膜肌肌腱之间。用手握住膝弯部位，拇指按压此处，并做环状运动。力度适中。每日2次，每次4分钟左右。

刺灸方法 直刺0.8~1.2寸；艾炷灸或温针灸3~5壮，艾条灸5~10分钟。

配伍疗法 配肾俞、气海、足三里治遗精；配阴谷、三阴交、地机、中极治闭经；配膀胱俞、阳陵泉治小便不利。

主治症状 主治阳痿、疝痛、月经不调、崩漏、小便难、阴中痛、癫狂。指压该穴，对于治疗多汗症非常有效，多用于治疗肾炎、膀胱炎、睾丸炎等疾病。此穴为人体足少阴肾经上的重要穴道之一。

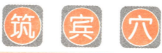

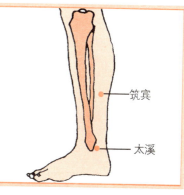

定位与取穴

属足少阴肾经经脉的穴道，在人体的小腿内侧，当太溪穴和阴谷穴的连线上，太溪穴上5寸处，腓肠肌肌腹的内下方。

按摩方法 用大拇指的指腹从下往上推揉穴位，有酸痛感。左右穴位，每天早晚各推揉1~3分钟。

刺灸方法 直刺0.5~0.8寸；艾炷灸或温针灸3~5壮，艾条灸5~10分钟。

配伍疗法 配肾俞、关元治水肿；配大敦、归来治疝气；配承山、合阳、阳陵泉治小腿痿痹；配水沟、百会治癫狂、痫证。

主治症状 主治癫狂、痫证、呕吐涎沫、疝痛、小儿脐疝、小腿内侧痛。多用于治疗白带异常、肾炎、恶心呕吐、膀胱炎、睾丸炎等疾病。

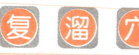

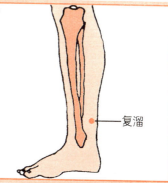

定位与取穴

属足少阴肾经经脉的穴道，在人体的小腿里侧，脚踝内侧中央上二指宽处，胫骨和跟腱之间。

按摩方法 用大拇指的指腹从下往上推揉穴位,有酸痛感;左右两脚上的穴位,每天早晚各推揉1~3分钟。

刺灸方法 直刺0.8~1.0寸;艾炷灸或温针灸3~5壮,艾条灸5~10分钟。

配伍疗法 配天枢、章门治腹胀;配关元、中脘治泄泻;配合谷、肺俞、尺泽治咳嗽;配行间、心俞治失眠。

主治症状 主治肾炎、神经衰弱、精力衰退、记忆力减退、手脚冰冷、手脚浮肿。该穴为人体足少阴肾经上的重要腧穴,多用于治疗肾炎、膀胱炎、睾丸炎、子宫出血、尿路感染、下肢瘫痪等疾病。

涌泉穴

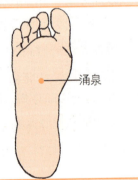

定位与取穴

属足少阴肾经经脉的穴道。在足底足前部的凹陷处,第2、第3趾的趾缝纹头端和足跟连线的前1/3处。

按摩方法 用一侧的手轻握住另一侧的脚,四指放在脚背,用大拇指的指腹从下往上推按穴位,有痛感。左右脚心每日早晚各推按1~3分钟。

刺灸方法 直刺0.5~1.0寸;艾炷灸3~5壮,艾条灸5~10分钟。

配伍疗法 配然谷治喉痹;配阴陵泉治热病挟脐急痛、胸胁满;配水沟、照海治癫痫;配太冲、百会治头项痛。

主治症状 主治精力减退、倦怠感、失眠、多眠症、高血压、晕眩、焦躁、糖尿病、过敏性鼻炎、更年期综合征、怕冷症、肾脏病。也具有改善体质的功能。可使头发由白变黑。多用于治疗神经衰弱、中暑、休克、失眠等疾病。

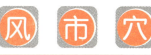

◉ 定位与取穴 ◉

属足少阳胆经经脉的穴道，在人体大腿外侧的中线上，当腘横纹上7寸，或者直立垂手时，中指尖所在的部位。

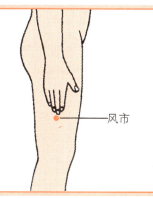

按摩方法 用中指的指腹垂直下压穴位，有酸、胀、麻等感觉。先左后右，每次两侧穴位各按压1~3分钟，也可以两侧穴位同时按压。

刺灸方法 直刺1.5~2.5寸；直接灸3~5壮，温和灸5~15分钟。

配伍疗法 配阳陵泉、悬冲治下肢痿痹；配风池、曲池、血海治荨麻疹。

主治症状 主治中风半身不遂、下肢痿痹、遍身瘙痒、脚气、头痛、头晕。多用于治疗中风后遗症、小儿麻痹后遗症、坐骨神经痛、膝关节炎等疾病。

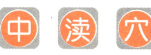

◉ 定位与取穴 ◉

在大腿外侧，当风市下2寸，或腘横纹上5寸，股外肌与股二头肌之间。

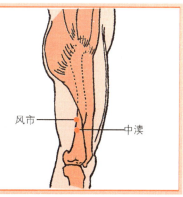

按摩方法 用双指指腹按压此穴,并做环状运动。每日 2 次。每次 3 分钟左右。

刺灸方法 直刺 1.5~2.5 寸;直接灸 3~7 壮,温和灸 5~15 分钟。

配伍疗法 配阴市治下肢外侧凉麻、疼痛;配阳陵泉、胆俞治胆绞痛。

主治症状 主治下肢痿痹、麻木、半身不遂。多用于治疗中风后遗症、坐骨神经痛、膝关节等疾病。

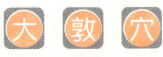

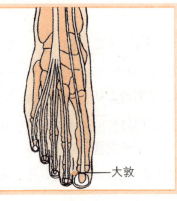

定位与取穴

属足厥阴肝经经脉的穴道,在人体足部,大趾(靠第 2 趾一侧)甲根边缘约 0.1 寸处。

大敦

按摩方法 用大拇指指腹揉按穴位,有酸、胀、痛的感觉。每次左右各揉按 3~5 分钟,先左后右。

刺灸方法 浅刺 0.1~0.2 寸或用三棱针点刺出血;艾炷灸或温针灸 3~5 壮,艾条灸 5~10 分钟。

配伍疗法 配内关、水沟治癫狂、癫痫、中风昏仆;配膻中、天突、间使治梅核气。

主治症状 主治目眩、腹痛、肌肋痛、冷感症。除此之外,自古以来亦被视为镇静及恢复神智的要穴。具有缓解精神紧张、焦虑不安的功效。此穴位为人体足厥阴肝经上的主要穴道之一,多用于治疗子宫内出血、糖尿病、神经衰弱、阴茎痛等疾病。

膝眼穴

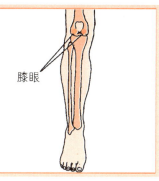
膝眼

定位与取穴

屈膝，在髌韧带两侧凹陷处，在内侧的称内膝眼，在外侧的称外膝眼。

按摩方法 用双手指指端用力按压此穴，并做环状运动。力度较大。每次3分钟左右，每日2次。

刺灸方法 斜刺0.5~1.0寸；艾炷灸3~7壮，艾条灸5~15分钟。

配伍疗法 配行间、绝骨、太冲、三里、阳陵泉治膝关节酸痛；配梁丘、足三里、阳陵泉、鹤顶、阴陵泉、三阴交治膝部痹症。

主治症状 主治各种原因引起的膝关节病、髌骨软化症。指压此穴，可以治疗膝关节疼痛等腿部疾病。多用于治疗中风、风湿性关节炎、鹤膝风等疾病。

鹤顶穴

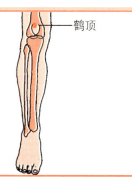
鹤顶

定位与取穴

位于膝部前面，髌底的中点上方凹陷处。

按摩方法 用双手指指腹用力按压此穴，并做环状运动。力度较大。每次3分钟左右，每日2次。

刺灸方法 直刺0.5～0.8寸；艾炷灸或温针灸3～7壮，艾条灸5～15分钟。

配伍疗法 配梁丘、膝眼、足三里、阳陵泉、阴陵泉、三阴交治痹症；配三阴交治风湿性关节炎。

主治症状 主治膝关节酸痛、腿足无力、下肢痿软、脚气等各种膝关节病、脑血管病后遗症。多用于治疗中风、风湿性关节炎、鹤膝风等疾病。

百虫窝穴

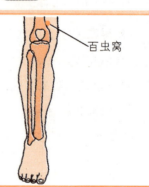

● 定位与取穴 ●

屈膝，在大腿内侧，髌底内侧端上3寸，（血海穴上1寸）。

按摩方法 用双手指指腹用力按压此穴，并做环状运动。力度较大。每次3分钟左右，每日2次。

刺灸方法 直刺0.5～1.0寸；艾炷灸3～7壮，艾条灸5～15分钟。

配伍疗法 配曲池、血海治荨麻疹；配曲池、合谷、间使、大陵、足三里、委中、行间治疥疮、癣疮；配四缝、三焦俞、胃俞、中脘治疳积。

主治症状 主治下部生疮，皮肤痒疹，风疹，湿疹，疮疡，蛔虫病。

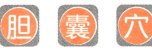

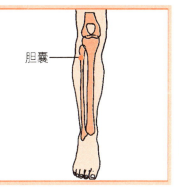

胆囊

- **定位与取穴**

    在小腿外侧上部，当腓骨小头前下方凹陷处，胆经阳陵泉穴直下1~2寸。

- **按摩方法** 用双手指指腹用力按压此穴，并做环状运动。力度较大。每次3分钟左右。每日2次。
- **刺灸方法** 直刺1.0~1.5寸；艾炷灸3~7壮，艾条灸5~15分钟。
- **配伍疗法** 配内关、丘墟治胆囊炎；配阳陵泉、期门治急性胆道疾患。
- **主治症状** 主治胁肋胀痛，急慢性胆囊炎，胆石症，胆绞痛，胆道蛔虫症，下肢瘫痪。

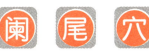

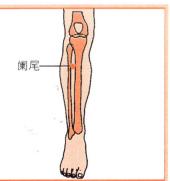

阑尾

- **定位与取穴**

    足三里穴直下2寸，膝膑以下约5寸，胫骨前嵴外侧一横指处。

按摩方法 用双手指指腹用力按压此穴,并做环状运动。力度较大,每次3分钟左右,每日2次。

刺灸方法 直刺1.0~1.5寸;艾炷灸3~7壮,艾条灸5~15分钟。

配伍疗法 配足三里、麦氏点治单纯性阑尾炎;配上巨虚、天枢、地机治肠痛。

主治症状 主治急慢性阑尾炎,胃脘痛,腹痛,消化不良。

八风穴

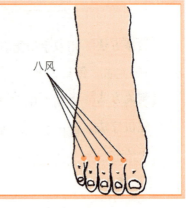

定位与取穴

位于足背侧,第1至第5趾间,趾蹼缘后方赤白肉际处,每侧4穴;左右两侧共8个穴位。

按摩方法 用双手指指腹用力按压此穴,并做环状运动。力度较大,每次3分钟左右,每日2次。

刺灸方法 向足底斜刺0.5~0.8寸或点刺出血。

配伍疗法 配陵后、足三里治下肢及足趾麻木。

主治症状 主治牙痛、疟疾、胃痛、足跗肿痛、脚弱无力、足趾青紫症以及末梢神经炎、头痛、月经不调。多用于治疗关节炎、脚气、毒蛇咬伤等疾病。

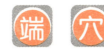

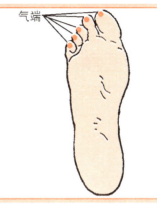

● 定位与取穴 ●

在足10趾尖端，距趾甲游离缘0.1寸，每足5穴，左右共10穴。

按摩方法 一手握住脚，用拇指或其他手指用力按压，揉捏此穴。每次2分钟左右，每日2次。

刺灸方法 直刺0.1～0.2寸；艾炷灸3～7壮，艾条灸5～15分钟。

配伍疗法 配八冲治脚气。

主治症状 主治足趾麻木、足背红肿、足痛。可开窍苏厥、通络止痛。

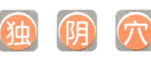

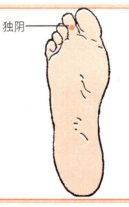

● 定位与取穴 ●

在足第2趾的跖侧远侧趾间关节的中点。

按摩方法 一手握住脚，用拇指或其他指用力按压，揉捏此穴。每次2分钟左右，每日2次。

刺灸方法 直刺0.1~0.2寸；艾炷灸3~7壮，艾条灸5~15分钟。

配伍疗法 配中髎、下髎、太冲治阴痒；配曲骨、大敦、气冲、阴跷、昆仑治阴挺。

主治症状 主治腹部疼痛、胃痛、胸胁痛、猝心痛、吐血。多用于治疗月经不调、呕吐、疝气。

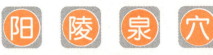

阳陵泉穴

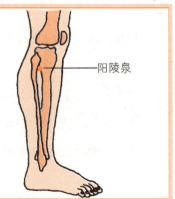

定位与取穴

属足少阳胆经经脉的穴道，在人体膝盖斜下方，小腿外侧的腓骨小头稍前的凹陷中。

阳陵泉

按摩方法 大拇指弯曲，用指腹垂直揉按穴道，有酸、胀、痛的感觉。先左后右，两侧穴位每次各揉按1~3分钟。

刺灸方法 直刺或向下斜刺1.0~1.5寸；直接灸3~7壮，温和灸5~15分钟。

配伍疗法 配足三里、环跳、风市、悬钟治中风半身不遂；配委中、阳市、伏兔、光明治下肢痿痹；配梁丘消肿止痛；配列缺、肩贞、肩髃治肩周炎。

主治症状 主治半身不遂、下肢痿痹、麻木、膝肿痛、脚气、胁肋痛、口苦、呕吐、黄疸、小儿惊风。多用于治疗坐骨神经痛、肝炎、胆囊炎、膝关节等疾病。

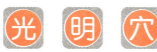

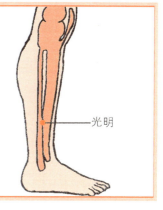

光明

定位与取穴

在小腿外侧,当外踝尖上5寸,腓骨前缘。

按摩方法 用双手手指指腹按压此穴。每日2次。每次3分钟左右。

刺灸方法 直刺0.8~1.2寸;直接灸3~7壮,温和灸5~15分钟。

配伍疗法 配睛明、瞳子髎,主治目痛;配阳陵泉、昆仑,主治下肢痿痹。

主治症状 主治目痛、夜盲、乳胀痛、膝痛、颊肿。常按压此穴能改善视光。多用于治疗视神经萎缩、白内障、膝痛等疾病。

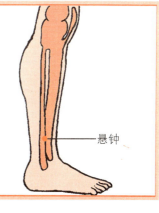

悬钟

定位与取穴

在小腿外侧,当外踝尖上3寸,腓骨前缘。

按摩方法 坐位微屈膝，腰部弯曲，以双手拇指指腹分别点揉两侧的悬钟穴。点揉的力度要均匀、柔和、渗透，使力量深达深层局部组织，以有酸胀感为佳，切忌用蛮力。每天早晚各一次，每次3~5分钟，可以双侧同时或者交替点揉。

刺灸方法 直刺0.5~0.8寸；直接灸3~7壮，温和灸5~15分钟。

配伍疗法 配内庭治心腹胀满；配昆仑、合谷、肩髃、曲池、足三里治中风半身不遂；配后溪、列缺治项强、落枕。

主治症状 主治半身不遂、颈项强痛、胸腹胀满、胁肋疼痛、膝腿痛、脚气。多用于治疗坐骨神经痛、膝关节炎、动脉硬化等疾病。

丘墟穴

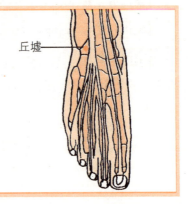

定位与取穴

在外踝的前下方，当趾长伸肌腱的外侧凹陷处。

按摩方法 坐位屈膝，腰部前倾，用拇指指腹点揉丘墟穴。点揉时的力度要均匀、柔和、渗透，不能在皮肤表面形成摩擦。每天早晚各一次，每次2~3分钟，两侧丘墟穴同时或交替点揉。

刺灸方法 直刺0.5~0.8寸或斜刺0.8~1.2寸；艾炷灸3~7壮，温和灸5~15分钟。

配伍疗法 配昆仑、绝骨治踝跟足痛；配中渎治胁痛；配大敦、阴市、照海治疝气；配日月、期门、肝俞、胆俞、阳陵泉、腕骨治黄疸、胆道疾患。

主治症状 主治胸胁胀痛、下肢痿痹、外踝肿痛、小腿抽筋。丘墟穴为人体足少阳胆经上的主要穴位。如果患者患有胆结石，按压此穴会感到剧烈疼痛。多用于治疗胆囊炎、坐骨神经痛、疟疾等疾病。

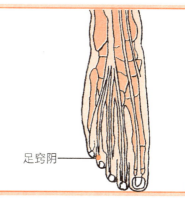

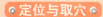

属足少阳胆经经脉的穴道，位于人体的第4趾末节外侧，距趾甲角0.1寸。

足窍阴

按摩方法 用大拇指指腹揉按穴位，有酸、胀、痛的感觉。每次左右各揉按1~3分钟，先左后右。

刺灸方法 浅刺0.1~0.2寸；艾炷灸或温针灸3~7壮，温和灸5~15分钟。

配伍疗法 配太冲、太溪、内关、太阳、风池、百会治神经性头痛、高血压病、肋间神经痛、胸膜炎、急性结膜炎、神经性耳聋等；配阳陵泉、期门、支沟、太冲治胆道疾患；配水沟、太冲、中冲、百会、风池急救中风昏迷。

主治症状 主治头痛、腰痛、肌肉痉挛、眼疾、胆囊炎、中风、神经官能综合症。此穴位为人体足少阳胆经上的主要穴道之一。多用于治疗中风偏瘫、心悸、齿痛、哮喘等疾病。

足临泣穴

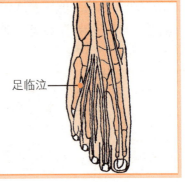

定位与取穴

这个穴位在足背的外侧，第4趾和小趾跖骨的夹缝中。

按摩方法 用大拇指的指腹按揉穴位，有酸、胀、痛的感觉；先左后右，两侧穴位每次按揉1~3分钟。

刺灸方法 直刺0.5~0.8寸或用三棱针点刺出血；直接灸3~7壮，温和灸5~15分钟。

配伍疗法 配三阴交治痹证；配三阴交、中极治月经不调。

主治症状 主治头痛、腰痛、肌肉痉挛、眼疾、胆囊炎、中风、神经官能综合症等疾病。

太冲穴

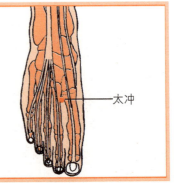

定位与取穴

属足厥阴肝经经脉的穴道，在足背侧，第1、2趾跖骨连接部位中。用手指沿拇趾和次趾的夹缝向上移压，到能够感觉到动脉的时候即该穴。

按摩方法 以食指和中指指尖垂直由下往上揉按，有胀、酸、疼痛的感觉。每次左右各按揉3~5分钟，先左后右。

刺灸方法 直刺0.5~1.0寸或向上斜刺0.5~1.0寸；艾炷灸或温针灸3~5壮，艾条灸5~15分钟。

配伍疗法 配内关、灵道缓解神志昏乱、癫狂；配少商、太渊、劳宫治呃逆；配列缺、天府治鼻衄；配百会、悬颅、太溪治肝阳上亢引起的头痛。

主治症状 主治头痛、眩晕、疝气、月经不调、遗尿、小儿惊风、癫狂、痫证、咽痛嗌干、目赤肿痛、膝股内侧痛、足跗肿、下肢痿痹。此穴位为人体足厥阴肝经上的重要穴道之一，也具有增强性功能的作用。多用于治疗高血压、尿路感染、乳腺炎、精神分裂症、痛经、失眠等疾病。

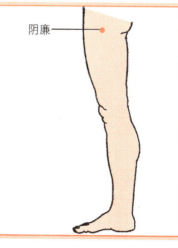

阴廉

● 定位与取穴 ●

此穴位在人体大腿内侧，当气冲穴直下2寸，大腿根部，耻骨结节的下方，长收肌外缘。

按摩方法 四指并拢，从下往上按揉，有胀、酸、疼痛的感觉；两侧穴位，先左后右，每次按揉3~5分钟，也可以两侧穴位同时按揉。

刺灸方法 直刺0.5~0.8寸；艾炷灸或温针灸3~5壮，艾条灸5~10分钟。

配伍疗法 配曲骨、次髎、三阴交治湿热下注之月经不调、白带多、阴部瘙痒、股癣等；配肾俞、大赫、命门、太溪治不孕、不育；配委中、次髎、膀胱俞治膀胱炎、膀胱结石。

主治症状 主治月经不调、赤白带下、少腹疼痛、股内侧痛、下肢挛急。也是治疗不孕的主穴之一。多用于治疗子宫内膜炎、阴道炎、不孕症等疾病。

曲泉穴

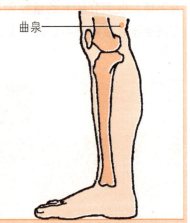

定位与取穴

这个穴位在人体的膝内侧，屈膝，当膝关节内侧端，股骨内侧髁的后缘，半腱肌、半膜肌止端的前缘凹陷处。

按摩方法 四指并拢，从下往上按揉，有胀、酸、疼痛的感觉。两侧穴位先左后右，每次各按揉3~5分钟，也可以两侧穴位同时按揉。

刺灸方法 直刺1.0~1.5寸；艾炷灸3~5壮，艾条灸5~10分钟。

配伍疗法 配中封、水泉、水分、膀胱俞治小便不利；配肾俞、阴陵泉、关元治阳痿；配三阴交、足三里、气海治遗精；配地机、血海、公孙治月经不调；配阴陵泉、阳陵泉治膝髌肿痛。

主治症状 主治月经不调、痛经、白带、阴挺、阴痒、产后腹痛、遗精、阳痿、疝气、小便不利、头痛、目眩、癫狂、膝髌肿痛、下肢痿痹。多用于治疗子宫脱垂、阴道炎、前列腺炎、肾炎、尿频等疾病。

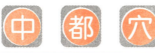

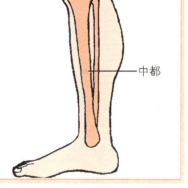

● 定位与取穴 ●

在小腿内侧，当足内踝尖上7寸，胫骨内侧面的中央。

按摩方法 用手指指端按压此穴，并做环状运动。每日2次，每次3分钟左右。

刺灸方法 平刺0.5~0.8寸。艾炷灸或温针灸3~5壮，艾条灸5~10分钟。

配伍疗法 配血海、三阴交治月经过多、崩漏、恶露不净；配合谷、次髎、三阴交治痛经；配脾俞、阴陵泉治带下病。

主治症状 主治胁痛，腹胀，腹痛，泄泻，月经不调，白带，崩漏。

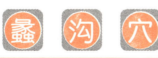

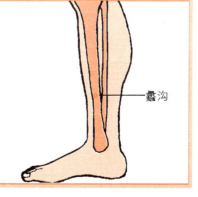

● 定位与取穴 ●

在小腿内侧，当足内踝尖上5寸，胫骨内侧面的中央。

按摩方法 两腿盘坐,以大拇指指腹点揉蠡沟穴。点揉的力度要均匀、柔和、渗透,使力量深达深层局部组织,以有酸痛感为佳。

刺灸方法 平刺0.5~0.8寸或向上斜刺1.0~1.5寸;艾炷灸或温针灸3~5壮,艾条灸5~10分钟。

配伍疗法 配百虫窝、阴陵泉、三阴交治滴虫性阴道炎;配中都、地机、中极、三阴交治月经不调、带下病、睾丸炎。

主治症状 主治月经不调、赤白带下、阴挺、阴痒、疝气、小便不利、睾丸肿痛、小腹痛。多用于治疗子宫内膜炎、子宫脱垂等疾病。

中封穴

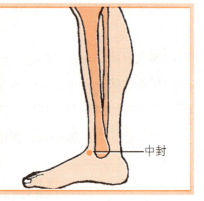

定位与取穴

这个穴在人体的足背侧,当足内踝前,商丘穴与解溪穴连线之间,胫骨前肌腱的内侧凹陷处。

按摩方法 用大拇指指腹揉按穴位,有酸、胀、痛的感觉。每次左右各揉按3~5分钟,先左后右。

刺灸方法 直刺0.5~0.8寸;艾炷灸或温针灸3~5壮,艾条灸5~10分钟。

配伍疗法 配胆俞、阳陵泉、太冲、内庭泄热舒肝,治黄疸;配足三里、阴廉治阴缩入腹、阴茎痛、遗精、淋症、小便不利。

主治症状 主治疝气、阴茎痛、遗精、小便不利、黄疸、胸腹胀满、腰痛、足冷、内踝肿痛。具有疏肝解郁、疏经活络的作用。多用于治疗肝炎、膀胱炎等疾病。

第三章

疏通经络，远离常见疾病折磨

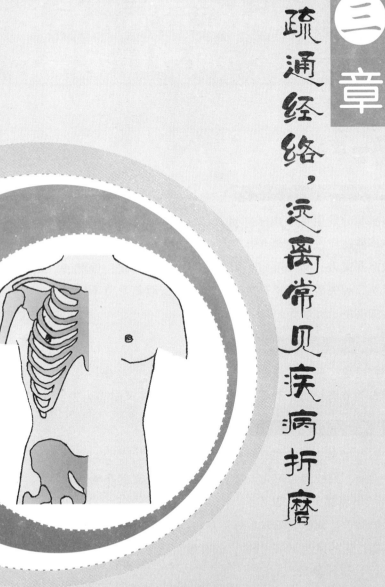

第一节 对症治病，常见病对症按摩

感冒

■ 病　理

感冒的发生主要由于体虚，抗病能力减弱，当气候骤变，冷热失常时，人体不能适应，邪气乘虚由皮毛、口鼻而入，引起一系列肺卫症状。偏寒者，则致寒邪束表，肺气不宣，阳气郁阻，毛窍闭塞；偏热者，则热邪灼肺，腠理疏泄，肺失清肃。感冒虽以风邪多见，但随季节不同，多夹时气或非时之气，如夹湿、夹暑等。

■ 症状表现

打喷嚏、鼻塞、流涕、咽痛、声音嘶哑、咳嗽、畏寒、发热或有低热，还伴有关节痛和周身不适等症状。治疗应以疏风解表为先。

■ 按摩方法

(1) 点揉上肢穴位

曲池、列缺两穴每穴点揉1~2分钟，以有酸胀感为宜。

(2) 点揉头部穴位

同时点揉两侧太阳穴2分钟左右，有酸胀感为宜。

揉枕后的风池1~2分钟，以有酸胀感为宜。

(3) 揉搓鼻翼

捏揉鼻翼两侧3~5分钟，以有酸胀感为宜。

点揉鼻翼两侧迎香2~3分钟，以有酸胀感为宜。

(4) 直推前额

自两眉之间印堂至前发际做直推法，力量可稍大，可先点按印堂，以有酸胀感为宜。

(5) 分推前额

从两眉弓开始向两侧分推至太阳穴，力量大小适中，以微有热感为宜。

(6) 拿项后大筋

找到项后两根大筋，捏紧后向上提起，重复 3~5 遍。每次应拿捏到位，不必要求速度。

(7) 点揉背部穴位

点揉肺俞 1~2 分钟。

点揉大椎 1~2 分钟。

(8) 疏通太阳

从大椎水平位置开始，沿背部膀胱经（竖脊肌），到臀部之上做直推法和直擦法。重点在膈俞以上部位。力量大小适中，以有透热感为宜。

(9) 拿搓脊背

用力提拿背部肌肉，沿膀胱经线反复操作 3~5 分钟，以背发热为宜。

(10) 拍打脊背

先轻拍，后略加重、加快，至后背有热感为宜，然后放慢，空掌拍遍背部。

针灸方法

主穴为风池、曲池、外关、大椎、合谷。风热型感冒宜解表清热，加少商点刺、放血，可以治疗咽痛；加天突、丰隆，可以治疗咳嗽痰黏等疾病。

主穴宜用风池、列缺、合谷。风寒型感冒宜解表理肺，加迎香可以治疗鼻塞；加攒竹、太阳可以治头痛。

主穴宜用大椎、风池、曲池、合谷。暑湿型感冒宜消暑化浊，加四神聪、太阳可以治头胀痛；加内关、足三里可以治呕吐。

注意事项

❶感冒时应充分的休息，增强抵抗力。

❷饮食应以清淡为宜，不吃油腻，可吃生大蒜。因为清淡的饮食较

容易消化，大蒜又有杀菌功能。

❸ 感冒流行期间，可在居室内熏些醋，杀菌杀病毒，有预防作用。

❹ 体温升高时，喝清茶或果汁即可，因为吃饭会增加内脏负荷，增强抵抗力。

❺ 病中保持身心愉快，有助病情迅速恢复。

咳嗽

病理

咳嗽是指外感或内伤等因素，导致肺失宣肃，肺气上逆，冲击气道，发生咳声或伴咳痰为主的一种病症。咳嗽分外感咳嗽、内伤咳嗽，外感咳嗽病因为外感六淫之邪；内伤咳嗽病因为饮食、情志等因素致脏腑功能失调，内生病邪。

症状表现

外感咳嗽一般起病较急，病程较短，常伴有畏寒、发热、头痛等症状。内伤咳嗽一般起病较慢，往往有较长的咳嗽病史和其他脏腑失调症候。

按摩方法

(1) 背部按摩

俯卧，由实施者用双手拇指轻轻按揉，从大椎到脊椎两侧的肺俞、厥阴俞、心俞到腰间的脾俞、肾俞穴，逐渐放松背部，能缓解呼吸道的不适症状，使呼吸畅通。

(2) 胸部按摩

反复用点按法，揉压胸部的膻中、中府和心窝处的巨阙。

用指尖反复按、压、掐喉部的天突穴，能缓和呼吸不畅、胸闷气喘。

(3) 手部按摩

刺激孔最、合谷等手部穴位，旨在减缓咳嗽、咯痰、咽喉不适感。

(4) 头部按摩

对头部的百会、印堂、迎香、太阳穴做按揉，有辅助止咳喘，缓解呼吸道不畅的功能。

■ 针灸方法

主穴宜用风门、肺俞、列缺。风寒型咳嗽发热、畏寒、鼻塞清涕，宜疏风散寒，宣肺止咳，治疗发热可以加刺大椎；治疗脊背痛可以加颈7至胸6夹脊。

主穴宜用风门、肺俞、列缺、合谷。风热型咳嗽口渴咽痛、咳嗽不爽，宜清热宣肺，治疗咽痛可以加少商、商阳。

主穴宜用中脘、丰隆、尺泽、列缺。痰湿型咳嗽胸脘闷满、舌苔白腻，宜健脾燥湿，理气化痰。

主穴宜用肺俞、尺泽、阳陵泉、太冲。肝火型感冒痰黄稠黏、心烦口渴，宜平肝泄火，清肺降逆。

■ 注意事项

❶ 忌冷、酸、辣食物，冷冻、酸辣食品会刺激咽喉部，使咳嗽加重，因此，咳嗽时不宜吃冷饮或冷冻饮料，从冰箱取出的牛奶最好加温后现喝。

❷ 饮食宜清淡。以新鲜蔬菜为主，适当吃豆制品，荤菜量应减少，可食少量瘦肉或禽、蛋类食品。食物以蒸煮为主。水果可给予梨、苹果、藕、柑橘等，量不必多。

❸ 正确对待"生梨炖冰糖"。民间有"生梨炖冰糖"的治疗咳嗽的习惯，不过这种吃法对咳嗽初起（新咳）是不妥当的。中医认为新咳治疗应以宣、散为主，而冰糖润肺，有遇邪可能。

呃逆

■ 病理

呃逆俗称打嗝，现代医学称为膈肌痉挛。大多因为吃饭过快、进食过冷或过热的食物、进食过饱、吸入冷空气、过度紧张或兴奋、情绪激动、突然受惊而引起。疾病也可导致呃逆，如胃炎等消化道疾病，脑血栓形成等脑部疾病，肺部、胸部、膈肌病变，以及药物过敏等均可引起。

■ 症状表现

呃声连连，声短而频，不能自制，有声无物。

■ 按摩方法

(1) 揉缺盆

双手拇指同时按揉缺盆穴，以酸胀为度，每侧2分钟。

(2) 摩腹

按揉膻中2分钟，再顺时针摩腹，以中脘为重点，6~8分钟。

(3) 掌推背部

自上而下推背部膀胱经4遍。重点在膈俞、胃俞，时间约6分钟。

(4) 揉背俞穴

按揉膈俞、胃俞以及压痛点，以酸胀为度。

■ 针灸方法

主穴：天突、膻中、内关、足三里。寒逆遇冷而发，呃逆声响，加灸中脘；热逆或者食滞呃逆声响，且口中有酸臭，则加刺合谷、内庭；肝郁火旺呃逆声连续，则加行间、太冲；气虚则空腹易发，呃逆声微弱，加中脘、足三里或气海、关元等穴位。

■ 注意事项

① 平时应搞好环境卫生，加强体育锻炼。

② 不吃不洁净的食物，不饮不洁净的水。

③ 积极治疗原发性疾病，避免刺激性食物。

牙痛

■ 病　理

牙痛大多数由牙龈炎、牙周炎、龋齿或折裂牙导致牙髓感染所引起。中医学认为，牙痛是由于外感风邪、胃火炽盛、肾虚火旺、虫蚀牙齿等原因所致。

■ 症状表现

牙痛有虚、实之分，实痛多因胃火引起，常伴有口臭、便秘等症状；虚痛多由肾虚引起，常伴有齿浮、神疲乏力等症状。

■ 按摩方法

(1) 揉下关、颊车

按摩者用拇指指腹重按轻揉下关穴和颊车穴各 36 次。

(2) 捏拿合谷

按摩者用拇指和食指、中指相对，捏拿合谷穴 36 次。

(3) 掐揉内庭

按摩者用拇指端和其余四指相对，先掐后揉内庭穴 36 次，以下肢和足部有放射性酸胀感为宜。

(4) 按压劳宫

按摩者用拇指指腹和其余四指相对，按压劳宫穴 36 次。

■ 针灸方法

主穴为下关、颊车、翳风、合谷。实火牙痛加内庭；虚火牙痛加太溪。

■ 注意事项

❶ 注意口腔卫生，彻底去除牙石及不良修复体、充填体等刺激物。
❷ 加强锻炼，提高健康水平，积极治疗全身性疾病。
❸ 叩齿，早晚按摩牙龈。

胃痛

■ 病理

引起胃痛的原因有两个：一是由忧思恼怒、肝气失调、横逆犯胃引起；二是由脾不健运、胃失和降引起。

■ 症状表现

胃痛又称胃脘痛，是以胃脘部疼痛为主的病症。一般表现为疼痛、气胀、食胀、舌淡无味、口苦等症状。

■ 按摩方法

(1) 推点任脉穴位

放松腹部，从鸠尾开始沿任脉向下推至神阙，并在上脘、中脘穴上重点操作，往返 3 遍，每次约 3 分钟。

(2) 摩腹

手掌稍向下施压，做顺时针或逆时针摩动 5 分钟。可涂上少许冬青膏，以增加透热度。

(3) 轻揉穴位

点揉两侧合谷各 1 分钟。

点揉两侧外关各 1 分钟。

点揉两侧阳陵泉 1 分钟。

点揉两侧足三里 1 分钟。

(4) 推膀胱经

手推脊柱两侧膀胱经的脾俞、胃俞、三焦俞穴约 1 分钟。

针灸方法

主穴：中脘、足三里。实证加内关、公孙；虚证加脾俞、胃俞、章门、三阴交。或隔姜艾灸中脘、内关、足三里，有温中、散寒、止痛的功效。

注意事项

❶ 胃病与情绪和饮食关系密切，郁怒、紧张、过度兴奋等都不利于胃病的预防和缓解；饮食应定时定量，勿暴食暴饮。

❷ 忌食煎烤腌熏食品及重盐、重糖食品等。

❸ 不要随便增加酸、碱性强的食品和调味品，进食以自然清淡为佳。

腰痛

病理

腰痛多与肾有密切关系，还与风、湿、寒等外邪侵袭，跌扑闪挫损伤，均可导致腰部经脉气滞血瘀，"不通则痛"，造成慢性腰痛。

症状表现

多为隐痛，时轻时重，反复发作，休息后疼痛可减轻；病情还与天气有关，常在阴雨、寒冷季节病情加重。

按摩方法

(1) 用力按压、揉双侧的肾腧，大肠腧等穴位，反复 50 次。

（2）取坐姿，双手五指并拢，分别在左右后腰椎部，掌心向内，上下缓慢揉搓，至发热为止。

（3）两手握拳，放腰部向四周滚动，按摩反复多次进行。头部可配合前倾后仰。

（4）双手搓热，重叠放于腰椎正中，由上而下推搓30~50次，至局部产生发热感。

（5）双手掐腰，大拇指分别按于腰眼处，用力挤压，并旋转揉按1~2分钟。

（6）双手握拳，两拳心向外，轻叩腰部，以不引起疼痛为宜，左右同时进行，各叩30次。

（7）用左手或右手中指尖按揉人中1~2分钟。

针灸方法

主穴为肾俞、大肠俞、委中。肾虚腰痛酸软加志室、太溪；肾阳虚腰痛劳累加剧则灸关元、气海；寒湿腰痛则灸肾俞、委中、腰夹脊、阿是；腰痛急骤可取人中、委中或养老重刺。

注意事项

❶ 注意防寒保暖，避免腰腿受凉。

❷ 体育锻炼能加强腰肌力量。可以从小运动量开始，逐渐增加运动时间和强度。

❸ 避免弯腰搬重物、扭身、投掷等动作。

失眠

病理

中医学认为，失眠多由思虑伤脾、阴虚火旺、心肾不交、胃气不和等引起。

症状表现

入睡时间不超过30分钟；夜间觉醒次数超过2次或凌晨早醒；睡眠质量差、多梦；每日总睡眠时间小于6小时；次日清晨感到头昏、乏力、嗜睡、精神不振等症状。

■ 按摩方法

(1) 直推前额

自两眉之间的印堂至发际的神庭做直推法,力量可稍大,并可先点按印堂穴。

(2) 分推前额

从两眉弓开始自前额中线向两侧推至太阳穴,逐渐移至前发际。

每次分推前额,结束时用拇指点揉太阳穴。

再用拇指向后及后上方,沿骨缝进行点揉。

(3) 点按头顶

五指分开,从前发际开始向头顶点按3~5遍。

(4) 点揉风池及周围

点揉枕后的风池及其周围,以出现酸胀感为宜。

(5) 扫散少阳

五指在头侧的少阳胆经部位滑动,即扫散头侧及颞部。

(6) 摩掌熨目

双掌贴于双眼,摩擦至发热。

(7) 远端取穴

点揉内关穴1~2分钟。

点揉神门穴1~2分钟。

点揉三阴交1~2分钟。

■ 针灸方法

主穴宜用三阴交、神门。心肾不交者如头晕、耳鸣、腰酸、梦遗者,可以加风池、心俞、肾俞、命门、太溪;心脾不足者,可以加心俞、脾俞;惊恐多梦者,可以加心俞、肝俞、魂门、隐白;痰湿盛者,可以加四神聪、膻中、中脘;食滞中阻者,可以加中脘、足三里。

■ 注意事项

❶ 睡前6小时内,禁止与咖啡、酒、香烟等刺激品接触,且晚餐亦不可多量。

❷ 睡前可吃一点东西,如一杯牛奶或一小块蛋糕,皆有助于入睡,但不宜过量。

③ 卧室只用于睡眠，不宜用来作处理家庭事务的场所。睡床只用于睡眠，不宜作吃饭或看电视的场所。此外，卧室的灯光、温度也很重要，且要保持安静。

④ 避免过度用脑，禁止午睡。

眩晕

病理

现代医学认为，眩晕是人体的空间平衡感觉障碍或定向感觉障碍，可见于多种疾病，最为常见的疾病为贫血、高血压病、动脉硬化、美尼尔病等。中医学认为，本病虚者居多，气虚则清阳不升，阴虚则易肝风内动，血少则脑失所养，精亏则髓海不足，均易导致眩晕。

症状表现

常见头晕旋转、两眼昏黑、泛泛欲吐，甚至有如坐船时昏眩欲扑状。

按摩方法

（1）两手的拇指分别放在同侧的听宫上，头部后仰同时吸气，按压听宫，呼气时松开。

（2）用一侧拇指按同侧风池，呼气，头部向该侧倾斜，同时按压穴位。吸气，头部恢复原位。另一侧同样方法进行。

针灸方法

肝火上炎型眩晕：面红目赤，口苦咽干，宜养阴平逆。主穴宜用百会、合谷、太冲。

痰湿中阻型眩晕：胸膈满闷，舌苔白腻，宜燥湿化痰。主穴宜用风池、中脘、内关、丰隆。

气血亏虚型眩晕：面白食少，唇甲色淡，宜补益气血。主穴宜用百会、曲池、内关、合谷、阳陵泉。

注意事项

❶ 眩晕患者平时要中强锻炼，每次5~30分钟，每天做1~3次。

❷ 眩晕患者平时不宜多吃蜂蜜，辣椒、大枣、荔枝等食物。

脱发

病理

脱发的病因尚不完全清楚，多认为与内分泌失调、精神刺激、雄性激素增多、血管功能紊乱、免疫功能异常、遗传因素等有密切关系。中医学认为，多由气血亏虚、肾精不足，不能润泽毛发，也与思虑过度、劳伤心脾、阴虚热盛、蕴湿积热、湿热上蒸而致发根不固、易脱落有关。

症状表现

梳头或洗头时容易掉头发。

按摩方法

（1）将双手五指分开，先从前发际开始，按揉头发至后发际，再均匀地按揉整个头部约2分钟，以头部有胀感为佳。

（2）按揉百会、头维、风池各10次，以有胀感为度。

（3）将双手四指并拢，拍打整个头部约2分钟。

（4）将双手手指分开，按于头部前发际，向后梳推至后发际，反复做20次。

针灸方法

主穴取百会、风池、膈俞、足三里、三阴交。头晕加上星，失眠加内关、神门。针刺补泻兼施。每日1次，10次为一个疗程。

取阿是（头部脱发处），用艾条灸患部，至皮肤微红时为止。每日1次，10次为一个疗程。

注意事项

❶ 梳头次数最好每日3次，分早、中、晚各1次。每次梳理3~5分钟，把全部头发梳理一遍，头皮全部轻刮1次，达到头发整洁光亮，头皮舒适不痒。

❷ 洗头要根据头发的性质、人的生活环境、和工作条件以及季节等方面的情况灵活掌握。一般油脂头发最好3~4日洗1次；干性头发、中性头发每周洗1次。

❸ 不宜频频染发、烫发。目前市场上大多数染发剂都具有较高的且能

使细胞发生突变的活性有害成分,如氧化型染发剂,约有20种化学成分,其中就有9种能引起细胞突变,如大量使用,事后又漂洗不净,就有可能导致皮肤癌。

神经衰弱

■ 病理

神经衰弱属中医学"不寐"范畴,多由心脾不足、心虚胆怯、阴虚火旺和胃重不和引起。

■ 症状表现

脑力不足、精神倦怠；对内、外环境刺激敏感；情绪波动、易烦易怒、缺乏忍耐性；紧张性头痛；失眠、多梦；心理或生理性障碍。

■ 按摩方法

(1) 拿风池和项后大筋

自上而下拿捏风池和项后大筋,重复10余次。

(2) 点按头顶

五指分开,自前发际逐点按头顶3~5遍。

(3) 抖拿手臂

拿捏上臂、前臂各3~5次,上下快速地抖动肩臂3~5次。

(4) 抹前额

拇指稍用力从眉间印堂向上推抹至发际,重复20~30次。

(5) 点头面穴位

依次点按睛明、迎香、人中、承浆各3~5次,反复3遍。

(6) 推桥弓

推左右桥弓,从耳后到锁骨,每侧各20~30次。

(7) 直推膀胱

掌根用力直推脊柱两旁的膀胱经,各30~50次,以发热为度。

■ 针灸方法

取穴：巨阙、关元。

操作：选用麦粒大小的艾炷施灸，每穴每次灸5～7壮，隔日1次，10次为一个疗程。适用于精神委靡、昏昏欲睡者。

■ 注意事项

❶ 在饮食上应多食有镇静安神的食物，如龙眼肉、大枣、小麦、百合、莲子、猪心、羊心等，可有助于神经衰弱症状的减轻。

❷ 起居调养方面，应合理安排自己的生活、工作和学习，建立有规律的生活制度和紧张而有序的工作方法。注意劳逸结合、用脑卫生和睡眠卫生。

耳鸣

■ 病理

耳鸣的病因主要有：耳毒性药物、噪音、外耳及中耳疾病、年龄、血管畸形或直液流变学异常、听神经瘤、头部外伤、精神紧张等，另有病因不明的耳鸣，约占耳鸣人数的40%。

■ 症状表现

耳鸣是听觉功能紊乱引起的一种症状，患者耳内或头内似乎总有声音鸣响的一种主观感觉，有的如蝉鸣、流水声、尖锐声，而现实环境中并无相应声源，轻者在安静环境中有耳鸣，重者则鸣声不绝于耳。

■ 按摩方法

（1）点穴法
点按以下穴位，每穴各1分钟，以酸胀感为度。
翳风；耳门和听宫，听会；中渚；侠溪。

（2）鸣天鼓
听到明显的响声，操作40次左右。
紧压耳背，使耳郭折向前方，盖住耳道，食指跷于中指上用力弹打耳后脑部，然后双手前撑，使中指压住耳背，再用食指弹打2～3次。

（3）压放震耳
手掌压住耳郭，不折耳郭，时松时紧，要感觉到鼓膜在振动，重复10次左右。

■ **针灸方法**

耳鸣有实证、虚证之分，实证以听会、翳风、外关、中渚为主穴；虚证以听会、翳风、太溪为主穴。外感风热则鼻塞不通，宜疏风、宣肺、散热，加曲池、合谷；肝火过旺则头痛目赤、尿赤便结，宜清热泻火，加丘墟、太冲；肾虚则耳鸣持续如蝉鸣，宜滋阴潜阳，加肾俞、关元；痰浊则眩晕、轻重无常，宜化痰清火，加膻中、中脘、足三里、丰隆。

■ **注意事项**

❶ 注意耳部卫生，戒除挖耳习惯。
❷ 保持心情舒畅，勿大喜大怒，避免情绪激动。
❸ 尽量不用或少用对听神经有损害的药物，如链霉素、庆大霉素。
❹ 游泳前外耳道口塞以涂有凡士林的棉球，如有水灌入，应耳口朝下，单足跳跃，使耳内积水倒出。

心悸

■ **病理**

心悸常与个人体质虚弱有很大关系，由于身体疲倦、忧思过度、劳伤心脾等，使心脏血液供应不足，心气怯弱。

■ **症状表现**

心悸就是我们经常说的心慌，比如，在稍微运动之后，或者久坐站起来时，感觉心脏跳动得特别快，还有胸闷等不适感，有时伴有失眠、健忘等症状，这就是心悸。

■ **按摩方法**

（1）按摩者用拇指指腹或指端，按压百会穴36次，再用拇指端和其余四指相对，捏拿左右通里穴各36次。

（2）按摩者用拇指端按揉左右大陵穴各36次，再用拇指端交替推揉左右内关穴各36次，使手有酸胀感为宜，再用拇指端或拇指指腹左右神门穴各36次。

（3）按摩者用拇指端交替推揉左右间使穴各36次，指力要由轻渐重，使局部有酸胀感为宜。

（4）按摩者用拇指指腹按揉然谷穴36次，使足部有酸胀感为宜，再用拇指指腹和其余四指相对，推揉左右阳交穴各36次，然后再用拇指端点按解溪穴各36次，使下肢和脚有放射性酸胀感为宜。

■ 针灸方法

主穴宜用神门、内关、三阴交。心血虚者心悸可以加心俞、肝俞、脾俞、胃俞等；阳虚水逆者心悸可以加中脘、丰隆、胃俞、三焦俞；心胸闷痛者心悸可以加膻中。

■ 注意事项

① 晚上宜早睡，不宜熬夜，保证午睡，对有失眠者，应服镇静剂，保证大脑皮层得到充分休息。

② 保持心情开朗，情绪稳定，避免过度兴奋和忧伤。

③ 可适当参加太极拳或气功锻炼，持之以恒。

落枕

■ 病理

颈项劳损是落枕的根本原因，睡眠时枕头不当、受寒是落枕的诱因。为防止落枕，除了改变枕头的高低和舒适度、不随意睡卧、避免寒凉之外，注意避免颈项劳损非常重要。一般落枕只是单纯性颈肩肌肉痉挛，如果经常发作，则可能是颈椎病。

■ 症状表现

落枕是指睡眠后出现的急性颈肩肌肉痉挛、强直、酸胀、疼痛、转头不灵便等症状。疼痛可向头部、肩部、上肢放射，严重者会延续几周。

■ 按摩方法

（1）两手交叉放在颈后，用手掌按揉颈项两旁10次，自己感觉到微微灼热为宜。

（2）用双手手掌侧面轻轻擦、刮颈项及肩井部，左右两侧各3分钟。

（3）用手指按揉风池、肩井、天柱、外关穴，每个穴位按1分钟。

（4）将手握成拳，轻轻捶打对侧的肩膀。

■ 针灸方法

取穴：阿是（疼痛最明显的部位）、大椎、外关、列缺、悬钟、落枕。

操作：用艾条灸。选3~5个穴位，每穴每次灸10~15分钟，每日1次，5次为一个疗程。

■ 注意事项

❶ 选择益于健康的枕头。

❷ 避免不良睡眠姿势，如俯卧时把头弯向一侧，在极度疲劳时还没卧正位置就熟睡过去；头颈部位置不当，过度屈曲或伸展等。

❸ 适量运动，尤其是颈椎的活动操，如做"米"字操是一种非常好的颈部运动。

腰椎间盘突出

■ 病理

腰椎间盘突出是常见病，易发于青壮年。由于腰椎间盘变性，纤维环失去弹性、破裂，在外力作用下，髓核经破裂的纤维环脱出，压迫神经根，发生腰、腿痛。表现为腰部疼痛反复发作，休息后症状减轻，咳嗽、打喷嚏或用力排便时，均会使疼痛加剧，并产生下肢放射痛，由臀部开始，逐渐放射到大腿后侧及小腿外侧，甚至到足背、足跟和足底，影响站立。通常在慢性劳损性的基础上，由轻微不协调动作引起急性发作。

■ 症状表现

腰椎间盘突出临床表现分为两期。早期症状多为腰痛，经休息数日或数周后，腰痛可减轻，一旦劳动或工作，腰痛反复发作，并有加重趋势。数月或数年后，多有一侧（少数情况下亦可双侧）下肢窜痛，并伴有大腿、小腿及足部感觉异常。疼痛可轻可重，轻者仅为腰部酸胀不适，重者犹如刀割或针刺，行走1~2千米，即疼痛不能坚持，必须坐下休息片刻后才能再行走。腰痛及下肢放射痛可同时存在，亦可单独发生。

■ 按摩方法

(1) 放松腰部

用滚揉法，取俯卧位，施行者用掌根部实施滚法，放松痉挛的腰、臀部及下肢肌肉组织，各处操作2~3分钟。

（2）揉腰部7条线

用指揉法，依次按揉腰部7条线，放松腰部棘突两侧软组织，同时注意寻找压痛点。然后，分别揉按压痛点，使痉挛的肌肉组织放松。

（3）牵引

继续取俯卧位，施行者双手扯拉患者脚踝部位，向上抬起45度左右，顺着身体纵方向牵引腰部，用以增宽腰椎间隙，降低间盘内压。

（4）扳腰

腰部的斜扳法，能收到立竿见影的止痛效果。患者腰部完全放松的情况下，实施斜扳法，有韧带、肌肉组织错位的，能通过手法归位复原。

（5）放松

用揉法、滚法，有序地再次放松腰部软组织。用虚掌从上往下推脊柱及两侧，注意用掌根着力，用力适当，不能过强、过猛，以尽可能放松腰部为度。

■ 针灸方法

取穴：相应病变节段的夹脊、大肠俞。

操作：每次艾炷灸1~2壮，约30分钟，以有热感深入腰部肌肉、腰椎为佳。急性期每日1次，慢性期隔日1次。

■ 注意事项

❶ 注意劳动保护，改善劳动姿势，避免长久弯腰和过度负重，以免加速椎间盘的病变，注意加强腰背肌的功能锻炼，加强对椎间盘的保护。

❷ 要注意卧硬板床休息，避免卧软床，以减少椎间盘承受的压力，缓解突出物对脊髓、神经根的刺激和压迫，以利局部炎症的吸收，并注意保暖，避免着凉和贪食生冷，加强对腰背部的保护，佩戴护腰，并在医生指导下进行功能锻炼。

❸ 病情较轻者经适当休息或按摩即可恢复。重症者，应去医院请医生手术治疗。

颈椎病

■ 病理

中医学认为，颈椎病多由年老体虚、濡养欠乏、肾气不足，或气血紊乱，湿、瘀、痰等病理产物积聚，导致经络阻塞不通、筋骨不利引起。

■ 症状表现

一侧手、臂、肩麻木、疼痛，或以麻木为主，或以疼痛为主；颈部后仰或咳嗽时疼痛加重。部分患者伴有头晕、耳鸣耳痛、握力下降、肌肉萎缩等症状。

■ 按摩方法

（1）将双手张开，用拇指按压两侧风池穴50次，感到酸胀、麻木时停止。

（2）用中指指腹按压第7颈椎旁50次，左右手交替按摩对侧穴位，直到局部有麻木感。

（3）用双手拿、捏头部，同时将头部向上提拿。上下5次。

（4）用双手手掌按压颈椎旁线，上下按揉5次。

（5）用双手掌心摩擦颈部，使颈部产生灼热感。

（6）用双手固定颈部，前后俯仰头10次。

■ 针灸方法

主穴：夹脊、阿是、风池、天宗。肩痛加肩井；上臂痛加肩髃、臂臑、肩髎；前臂痛加曲池、手三里；手指麻加八邪。平补平泻法，留针30分钟，每10分钟行针一次，每日1次，或隔日1次，10次为一个疗程。

■ 注意事项

❶ 睡觉时枕头不宜太高，以使颈椎保持平直为准。

❷ 低头看书和写字不宜一次时间过长，不妨每隔半小时左右休息一会儿。

❸ 冬季寒冷容易加重颈椎病的病情，因此应注意颈部保暖。

肩周炎

■ 病　理

肩周炎多由年老肝肾亏损、气血虚弱、血不荣筋，或痰浊瘀阻、外伤后遗症、复感风寒湿邪，使气血凝滞不畅、筋脉拘挛引起。

症状表现

肩周炎早期肩关节呈阵发性疼痛,常因天气变化和劳累诱发,以后发展为持续性疼痛且逐渐加重,白天较轻,黑夜加重,夜不能寐,不能朝疼痛侧侧卧,肩关节运动障碍日渐加重。另外,肩部被牵拉时,会引起剧烈疼痛;肩部肌肉还有痉挛或萎缩。

按摩方法

(1) 用对侧手掌置于患侧肩部按顺时针方向按、揉50次,以患处感觉到热为宜。

(2) 用对侧手拇指、中指指腹按、揉患侧肩井、肩髃、肩贞各50次,直至患侧感到热。

(3) 用手掌摩擦、刮患侧肩膀,以产生灼热感为宜。

(4) 用对侧手掌托住患侧肘部,做环转肩膀的运动。

(5) 用对侧手掌托住患侧手腕部,做向上抬举肩膀的运动。反复10次。

针灸方法

主穴取肩髃、肩髎、巨骨、曲池等,并可用"以痛为腧法"取穴,留针20分钟,每日1次,或加用艾灸。

注意事项

❶ 睡觉时枕头不宜太高,以使颈椎保持平直为准。

❷ 低头看书和写字不宜一次时间过长,不妨每隔半小时左右休息一会儿。

❸ 冬季寒冷容易加重颈椎病的病情,因此应注意颈部保暖。

糖尿病

病理

糖尿病属于中医学"消渴"范畴,多因素体阴虚、饮食不节、情志失调等引起阴虚燥热,导致本病。

症状表现

糖尿病的典型症状为"三多一少"(多饮、多食、多尿、体重减轻),血糖、尿糖增高。

■ 按摩方法

（1）点按背俞穴

掌按法放松背部后，点按以上背俞穴，可促进胰腺功能。

（2）摩腹、揉腹

以中脘、天枢为重点摩腹、揉腹。

（3）腹部振颤法

糖尿病的特效手法。每次持续10分钟以上。

■ 针灸方法

中医学认为，糖尿病属于"消渴"，即上消、中消、下消。

上消以多饮为主症，以足三里、三阴交、太溪、肺俞、脾俞、胰俞、肾俞、意舍、承浆为主穴。口干重者，加蠡俞、鱼际；多食善饥消瘦者，加胃俞、中脘；多尿者，加关元、水道。针刺时，缓慢捻转，得气即可。每日1次，10日为一个疗程。

中消以多食易饥为主症。主穴用关元、脾俞、脯俞、水道、胃俞。烦躁者加肺俞、承浆；乏力、懒言、腹胀者，加胃俞、三阴交、阳陵泉、足三里。针刺时，左右提插捻转，得气为度。每日1次，10日为一个疗程。

下消以多尿为主症。主穴用三阴交、太溪、肾俞、胰俞、肝俞、太冲。多食、消瘦者，加胃俞、足三里；口干口渴者，加复溜、承浆、合谷。针刺时，轻轻捻转，得气为度。每日1次，10日为一个疗程。

糖尿病容易引起并发症。腰酸、腹痛者，加委中；头晕、眼花者，加太阳、风池、天柱；头晕、头痛者，加百会、太阳；心悸、气短者，加心俞、内关；下肢疼痛者，加太阳、曲泉、足三里、阴陵泉、阳陵泉；遗精、阳痿者，加关元。

■ 注意事项

❶ 生活有规律，注意个人卫生，防止各种感染。学会做尿糖测定及使用降糖药，1型糖尿病患者尤应学会注射胰岛素技术。

❷ 长期坚持饮食治疗。每日总热量按每千克体重为25～40千卡热量计算，其中，糖类占60%，蛋白质占15%，脂肪占25%。多食粗纤维及维生素高的食物。

高血压

■ 病理

中医学认为，高血压病主要是阴阳失调所致，病位在肝肾，还可产生肝风、痰浊、瘀血，临床上以虚实夹杂较多见。

■ 症状表现

高血压病多发生于中年以上人群，早期无明显症状，随着病情的进展，可出现头晕头痛、耳鸣眼花、心烦心悸、失眠等，甚至出现肢体麻木。病情晚期并发心、脑、肾病变。

■ 按摩方法

(1) 拨揉颈椎

沿颈椎的颈项韧带、两侧夹脊穴及膀胱经的第1线、第2线轻快拨揉，以酸胀和有发热感为度，操作3分钟。

(2) 指推法

从头顶百会沿脑后正中轻推至颈后大椎。以有轻快、舒适感为宜，操作3分钟。

(3) 推揉腰背

从第7胸椎平面起沿背椎内侧直推至腰骶，反复10遍。叠掌揉腰骶部，3分钟。要求力量均匀、持久，不宜过快。

(4) 点揉背俞穴

从上到下依次点揉背俞穴，每穴3分钟，以有酸胀感为宜。

(5) 横擦胸腰

用掌根横擦胸椎两侧的膀胱经3分钟，以透热为度。
用掌根横擦骶部的八髎穴3分钟，以透热为度。

(6) 捏脊

脊椎上进行反复捏、挤、提、拿，操作3~5遍，以皮肤潮红为度。

(7) 按揉下肢

自上而下沿臀部及下肢后侧按揉2分钟。

(8) 捏拿下肢

拿捏大、小腿2分钟，以皮肤微有红润为度。

针灸方法

主穴：复溜、太溪、足三里、太冲。相互配伍，起滋水降火、平肝潜阳的作用，收控制血压之功效。艾灸足三里、绝骨、涌泉或石门等穴，也有一定的降压效果。

注意事项

❶ 应减少食盐的摄取量，不要吃蒜味腊肠及腌黄瓜等含盐量高的食物，也不要吃加盐制作的洋芋片及干果等食物。市场上出售的加工食品及蒸馏食品应避免食用。

❷ 含钾高的饮食可预防中风：高血压的特征是动脉管壁增厚，当供给足量的钾后，就可降低高血压病人中风的发病率。食物补钾主要有瘦肉、鱼及其他海产品；蔬菜有小白菜、油菜、黄瓜、南瓜、西红柿、土豆、芋、葱、蒜等；水果类主要有橘子、香蕉、葡萄干等。多食瘦肉和鱼等高蛋白食品对高血压病人不会有害，高血压病人也应保证适量蛋白质的供应。

❸ 保持心情舒畅，戒怒戒躁，做到心平气和。

低血压

病　　理

现代医学认为，低血压由内分泌系统失调及遗传因素所致。中医学认为，因脾肾两亏、气血不足、血不上荣、清阳不升、髓海空虚所致。治疗以补肾益精、补益气血为原则。

症状表现

低血压患者多数没有症状，不需治疗。若有头晕、目眩、耳鸣、疲倦、四肢酸软无力、足冷、自汗盗汗等症状，某些患者突然起立时眼前发黑、头晕欲倒，则需及时就医。

按摩方法

（1）用力按揉百会穴，能改善血压异常引起的眩晕、头痛、头重等症状，也能消除全身的不适感。

（2）双手食指置于脑枕部，用拇指按揉颈部的天柱穴，能改善颈部酸痛、困乏感，促进血液循环。从天柱按揉到肩井穴，能消除头重和肩部酸痛感。

（3）用点按或揉按法，分别按揉背部诸俞穴，包括厥阴俞、心俞、膈俞、脾俞、肾俞穴，用力稍重，反复按揉3~5分钟。

（4）按揉胸腹部从上往下的穴位，膻中、期门、中脘、肓俞穴，手法以食指、中指、无名指并拢，中指为中心揉压穴位，力度稍重，各穴按揉1分钟。

（5）取上肢的神门、郄门、合谷穴，下肢的阴陵泉、三阴交、照海、涌泉穴，分别以指点揉压15~30次，最后揉涌泉穴，并轻轻拍打足底和足心10~15分钟。

针灸方法

取穴：百会、关元、气海、足三里。

操作：温和灸。点燃艾条，悬于穴位上方或左右，距离为2~3厘米，以穴位局部皮肤红润、温热感能耐受为度。每日1次，5次为一个疗程。各疗程之间休息1日。

注意事项

❶ 平素体力活动较少的女性，应适当参加一定的体育锻炼，以减少低血压的出现。

❷ 注意改善营养，多吃动物蛋白等营养成分较高的食物，多饮水。

腹泻

病理

中医学认为，腹泻多由感受寒湿暑热之邪，或饮食所伤、情志失调、脾胃素弱、脾胃运化功能障碍，不能受纳水谷和运化精微，水谷停滞，清浊不分，混杂而下，遂成腹泻。

症状表现

急性腹泻，发病势急，病程短，大便次数明显增多，小便减少。慢性腹泻，发病势缓，病程较长，多由急性演变而来，腹泻次数较少。

按摩方法

（1）腹部按摩

由中脘沉缓移向气海、关元5~6遍。再摩腹至温热感渗至深层。

（2）背部按摩

自下而上捏脊 5 遍，手法宜稍重。

点揉小肠俞、大肠俞、胃俞、脾俞 2 分钟，擦背 10 分钟，使温热感渗至深层。

（3）疼痛明显者

先在背俞穴寻找压痛点（阿是穴），用力指揉至腹痛明显缓解。

配合点按内关 2 分钟。

配合点按足三里 2 分钟。

■ 针灸方法

主穴：气海、中脘、天枢、足三里、阴陵泉。阴寒偏重则便秘、腥秽，宜散寒、燥湿，配灸治中脘、气海、天枢等穴；湿偏重则加三阴交，或者针刺脾俞、胃俞、三焦俞、肾俞；肝郁脾虚则腹痛急泄，宜疏肝止泻，加期门、内关，或加内关、太冲；脾胃虚弱则加脾俞、胃俞针灸；脾肾虚寒则泻便告急，泻后则安，宜温补脾肾，固肠止泻，配灸关元、气海。

■ 注意事项

❶ 本病饮食控制相当重要，包括限制浓茶、酒类、辛辣刺激物等。高渗性腹泻应停食或者停止服用高渗的食物和药物；分泌性腹泻要积极补充盐类和葡萄糖液等。

❷ 腹泻患者必须做常规化验，特别是粪便检验，如果不能准确诊断，可进一步做 X 线钡灌肠和钡餐检查或直、结肠镜检查。

便秘

■ 病 理

中医学认为，便秘多是由过食辛辣厚味，胃肠积热，或热病之后，耗伤津液，肠道燥热，津液失于输布，不能下润而使大便难以排出。也有因年老体弱、气血两亏，气虚则大肠传输无力；血虚、津少则不能滋润大肠所致。

■ 症状表现

便秘症状表现为腹部腹胀、腹痛、食欲不振、头痛头晕、睡眠不安等。

■ 按摩方法

(1) 拇指推揉脐周

以拇指轻快推点中脘、大横、天枢、气海、关元，每穴各1分钟。

(2) 摩腹

先摩脐、次摩右腹，再摩左腹，最后摩下腹，重复5分钟，使热气逐渐渗透至腹内。

(3) 推膀胱经

自上而下推搓膀胱经。重点推搓肝俞至大肠俞。以酸胀为度，5～7分钟。

■ 针灸方法

热结型便秘大便干燥、硬结梗阻，加合谷、曲池；气滞型便秘腹胀、有便意而排便不畅，加行间、中脘；气血虚型便秘便干不硬、无力排便为气虚，而大便干燥难下为血虚型便秘，需加脾俞、胃俞；寒盛型便秘多有腹痛而大便干涩，需用气海、神阙。实秘用泻法，虚秘用补法，冷秘加艾灸。

■ 注意事项

❶ 不喝浓茶和过夜茶。茶叶中含有鞣酸，具有收敛作用，可引起或加重便秘，浸泡时间过长、浓度过高的茶水中含有更多的鞣酸。

❷ 避免久坐久卧，适当增加体力劳动和体育锻炼，慢跑、散步、跳绳、太极拳等运动都可有效地防治便秘。

遗尿

■ 病　　理

中医学认为，小儿遗尿的病因为下元虚寒、肾气不足，不能温养膀胱，膀胱气化闭藏失调，不能制约水道；或因久病引起肺脾气虚，不能统摄水道，约束膀胱。

■ 症状表现

在熟睡中遗尿，一夜可发生1～2次或更多，睡醒后才有知觉，常伴有头晕腰酸、面色苍白、小便清长频数、大便稀溏等症状。

■ 按摩方法

（1）俯卧，按摩者用拇指端向上点按长强穴36次，使其有明显的放射性胀痛感为宜。

（2）按摩者用拇指指腹推揉左右三阴交穴各36次，使有明显的酸胀感放射至足部为宜。

■ 针灸方法

主穴宜用曲骨、中极、三阴交、肾俞、三焦俞。气虚者可以加列缺、阳陵泉；阳虚者可以加气海、关元；脾胃虚弱者可以加中脘、足三里。

■ 注意事项

❶ 对于遗尿症患儿的治疗，首先要消除小儿的紧张情绪，要给予精神上的支持和鼓励，家长要关心患儿，不要责备和体罚。白天可以多喝水，但要等到非不得已时才排尿，以增加膀胱的容量。下午4点以后不再用液体饮食，晚饭要清淡，不宜大咸。夜间在患儿尿床时间前叫醒患儿排尿。

❷ 在遗尿症的患儿中，心理、精神因素的原因占主要地位，家庭不和、缺乏教养等，这些因素与社会，家庭有很大关系。所以，改善社会、家庭关系，提高全民族的总体素质，是至关重要的。一旦患病，家长要积极引导、训练儿童养成按时排尿的习惯。饮食起居要有规律，不要过度疲劳，并积极治疗引起遗尿的原发性疾病。长期以来，多数家长和一些医生认为尿床并不是一种病，不需要进行特殊治疗，而且对这一症状没有有效的治疗手段，只能等待，随着孩子的成长而自然好转。事实上，遗尿症作为一种疾病，长期以来被忽略而又一直困扰着人们的身心健康，应该引起家长和患儿的重视。

痔疮

■ 病理

痔疮是肛门直肠静脉丛发生曲张，形成一个或多个柔软的静脉团。多因饮食不节，过食辛辣、生冷，以及饮酒过度，或大便秘结、用力排便、久蹲所致。

■ 症状表现

痔疮便血特点是无痛，血色鲜红，排便时痔核脱出，肛门瘙痒不适、发胀，排便不尽感，甚至肛门局部皮肤湿疹。

经穴保健按摩

■ 按摩方法

（1）按压头部穴位

用力按压百会。

用力按压大椎。

（2）按压三焦俞、肾俞

按压两穴，以穴位发热为佳。

（3）按压天枢

按压天枢，以脂肪内凹陷为佳。

（4）按压腿部穴位

按压两侧三阴交至酸胀为佳。

按压两侧太溪至酸胀为佳。

按压两侧足三里至酸胀为佳。

（5）按压孔最

分别按压两侧孔最，可缓和痔疮疼痛。

■ 针灸方法

取穴：承山、关元俞、会阳、命门。

操作：温和灸。每穴每次灸10分钟，每日1次，10次为一个疗程，各疗程之间休息1日。

■ 注意事项

❶ 不吃或少吃辛辣食物，戒酒。多吃蔬菜和水果，保持大便通畅。

❷ 保持肛门的清洁卫生，经常清洗并保持干燥，选择柔软的便纸，不要用力擦揩，以避免对局部的刺激。

❸ 从事久坐或久立性工作的人，应每隔一段时间活动一下，或做提肛动作，每次5分钟，每日多次。

脱肛

■ 病理

脱肛是指肛管、直肠甚至乙状结肠下端向外翻出，脱垂于肛门外，多见于老年人、儿童和妇女。现代医学认为，肠源性疾病、局部解剖结构缺陷或功能不全是造成脱肛的重要原因。

症状表现

本病初起时肛门坠胀感，大便时有肿物脱出，能自行回纳；继则脱出后不能自然回纳，需借助外力才能回纳；渐至运动、咳嗽等增加腹内压力的动作也可使肿物脱出。脱出的肿物表面附着大量黏性分泌物，反复脱出则出现充血、水肿、糜烂、出血疼痛、继发感染。

按摩方法

（1）按摩者用拇指和食指端由轻渐重地点按百会穴36次。

（2）按摩者用拇指端和食指指腹相对，按拿二白穴各36次。

（3）俯卧，按摩者用手鱼际或手拇指指腹揉长强穴36次，用力要轻柔、有节奏。

针灸方法

取穴：百会。

操作：①隔姜灸。患者取坐位，将姜片置于头顶百会（女性患者应将头发向周围捋顺，显露百会），选中等大小的艾炷施灸。每日1次，每次4～5壮，连续7日为一个疗程。各疗程之间休息1～2日。

②温和灸。点燃艾条，悬于穴位上方，距离为2～3厘米，以穴位局部皮肤温热感、能耐受为度。每穴每次灸20～30分钟，每日1次，10次为一个疗程，各疗程之间休息2～3日。施灸的同时，嘱患者做提肛动作。

注意事项

❶ 饮食宜营养丰富，多食蛋类、瘦肉、动物内脏、豆类及豆制品、鱼类。

❷ 久泻者宜选纤维素少的水果，如香蕉、菠萝、苹果泥以及各种青菜菜泥，少油腻、高脂肪食品。

遗精

病理

遗精的病因有多个：一是性刺激环境的影响，如黄色书刊或电影刺激大脑，诱发遗精；二是心理因素，由于缺乏性知识，对性问题过度专注，对性刺激易于接受，以致大脑皮层持续存在性兴奋，诱发遗精；三是过度疲劳，过度脑力或体力劳动，使身体疲惫，睡眠深沉，大脑皮质下中枢活动加强，导致遗精；四是炎症刺激，如包皮龟头炎、精囊炎、前列腺炎等，导致遗精；五是纵欲手淫，房事纵欲、手淫频繁，使前列腺充血，脊髓射精中枢呈病理性兴奋状态，诱发遗精。

症状表现

遗精常伴有头晕、耳鸣、健忘、心悸、失眠、腰膝酸软、精神委靡或尿时不爽，小腹及阴部作胀不适等症状。

按摩方法

(1) 体穴按摩

用一手拇指指腹分别点按关元、中极、三阴交、足三里穴，各1分钟。

(2) 拿捏腹部

用拇指和食指相对用力，自上而下，从左到右拿捏腹部，然后放松，操作2分钟。

(3) 揉捏足趾关节

一手扶住足背部，另一手拇指、食指和中指合力，分别揉捏两侧足趾关节，从足大趾关节到足小趾关节，时间5分钟。

(4) 按肾俞

用双手拇指指腹按揉脊柱两侧的肾俞穴1分钟。

(5) 擦腰骶

用一手掌从腰部至骶部反复擦摩2分钟。

(6) 提会阴、缩肛门

站立，夹紧臀部及大腿，上提会阴部，收缩肛门，反复操作1分钟。

针灸方法

梦遗者面赤心悸、失眠多梦，主穴宜用神门、内关、心俞，宜滋阴清火、宁心固精。

滑精者腰膝酸软、舌红少津，宜收敛摄精，主穴宜用肾俞、足三里、太溪。头昏加百会、风池。

■ 注意事项

❶ 男性一般到 15~16 岁以后会有遗精现象，属于性成熟的标志，多属于正常生理现象。

❷ 遗精通常发生在睡眠中，属无性活动的射精。80%以上成年未婚男性都会发生遗精现象，是正常的生理性遗精，且每个月两三次皆属正常；如果遗精次数过于频繁，每夜必遗或一夜数次，则有可能属于病理性遗精。需要到医院进行治疗。

阳痿

■ 病理

阳痿的病因很多，精神方面如夫妻感情冷淡、性交次数过多，或由某种原因情绪紧张，均可导致阳痿；生理方面如阴茎勃起中枢异常。患心、肝、肾、肺严重疾病、脑垂体病变、睾丸切除术后、肾上腺功能不全、糖尿病患者，都会发生阳痿。除此之外，酗酒、神经长期处于高度紧张状态、长期过量接触放射线、长期服用安眠药和抗肿瘤药物及麻醉药品，也会导致阳痿。

■ 症状表现

阳痿是指性交时阴茎不能勃起，或勃起不坚，或不能维持性交的足够时间，而不能完成正常性交。

■ 按摩方法

(1) 揉擦腹部穴位

揉擦气海、关元各 2 分钟。

揉擦中极 2 分钟。

(2) 揉震神阙

掌根揉神阙穴 3 分钟。

用掌震神阙穴 1 分钟。

(3) 掌摩下腹

掌摩下腹部，以温热为度。

（4）提捏下肢

双手提捏大腿内侧肌肉2分钟。

（5）点揉脊俞穴

点揉心俞、脾俞、肾俞、大肠俞、命门各穴1分钟。

（6）掌擦腰骶

用掌根直擦背部膀胱经，以透热感为度。

横擦肾俞、命门、腰骶的八髎，以透热感为度。

■ 针灸方法

主穴宜用心俞、肝俞、神门、太溪。阴虚火旺则性欲冲动、触而即泄，宜滋肾养阴。主穴宜用中脘、足三里；中气不足则阳痿、举而不坚，宜补气益中，头晕加百会、风池；肾阳衰微则痿而不起，宜温肾兴阳，主穴宜用关元、气海。

■ 注意事项

❶ 积极从事体育锻炼，增强体质，并注意休息，防止过劳，调整中枢神经系统的功能失调。

❷ 多吃壮阳食品，如羊肉、鸡肝、花生米、银杏、章鱼等，不必忌口。

前列腺炎

■ 病理

前列腺炎是男性泌尿系统常见病，临床表现为会阴部坠胀疼痛，尿道口常有前列腺液溢出。以中、青年男性多见，有急性、慢性之分。

■ 症状表现

急性期临床表现尿频、尿急、尿痛等膀胱刺激症状和终末血尿，以及会阴部、腰骶部及睾丸坠疼痛。慢性期临床表现为反复发作，排尿延迟、淋漓不尽、排尿或大便时尿道口有白色黏液溢出，伴头晕、乏力、性欲减退、遗精、早泄、阳痿、不育等症状。

■ **按摩方法**

（1）按摩腹部

顺时针缓慢摩腹5分钟，再逆时针缓慢摩腹5分钟。

（2）点按腹部穴位

用一只手的食指、中指和无名指同时分别按压关元、中极、曲骨，按压力度先轻后重，使局部有酸、胀、轻微疼痛的感觉为佳。

（3）掌压曲骨

掌根紧贴曲骨穴，掌面紧贴小腹部，做缓慢深沉的按压，以感到小腹部有酸胀热感直达腰骶部为度，时间3~5分钟。

（4）按揉阴部

两腿屈膝分开，右手掌捂阴部，五指着力会阴，中指点按会阴穴（在肛门与生殖器之间），掌根、腕部着力脐下3~5寸，顺时针方向揉转50次，换左手逆时针方向揉转50次，以局部有酸、胀、轻微疼痛为度，然后将阴茎和睾丸握住向上提拉百余次。

（5）按摩腰骶部

两手互相搓热后，上下来回摩擦两侧腰骶部50次，以有热感为度。双手拇指点压双侧肾俞穴1分钟。

（6）按揉足部穴区

按揉涌泉30次。

按揉太冲30次。

■ **针灸方法**

取穴：①太溪、肾俞、脾俞、膈俞、膀胱俞。②飞扬、中极、京门、章门、三阴交。

操作：温和灸或回旋灸。每次选用一组穴位，每穴每次灸10~15分钟。急性前列腺炎，每日2次，10次为一个疗程，各疗程之间休息1日；慢性前列腺炎，每日1次，10次为一个疗程，各疗程之间休息3日。

■ **注意事项**

❶ 饮食有节，不过食肥甘厚味，辛辣炙煿之品，多食蔬菜水果，保持大便通畅。

❷ 起居有规律，性生活要有节制，避免房事过度，强忍精出。不要骑车

时间过长和久坐。

❸ 加强锻炼，经常提肛，收紧臀部，绷紧会阴部肌肉及活动骨盆，对于改善会阴部位的血液循环，促使炎症消散有好处。

早泄

■ 病理

中医学将早泄分为阴虚火旺型、肾气不固型、器质性病变型等类型。

引起早泄的病因包括：过度紧张、生活压力过大、性恐惧心理等精神因素；包皮过长、内裤过紧刺激龟头等生理因素；阴茎炎、尿道炎、慢性前列腺炎等器质性病变因素。已婚男性在新婚初期或夫妻久别重逢后，由于精神过度紧张或兴奋，偶然出现早泄现象，则属正常。

■ 症状表现

早泄是指男性在进行性生活时，勃起的阴茎尚未进入阴道，或进入后1分钟内即发生射精，阴茎随之软缩，影响正常性生活。

■ 按摩方法

(1) 点揉背俞穴

点揉心俞1分钟。

(2) 横擦八髎

横擦八髎1分钟。

(3) 推揉腰背

从第7胸椎平面起，沿脊柱直推至腰骶，反复10遍，然后叠掌揉腰骶部3分钟。

(4) 摩小腹

顺时针方向摩腹5分钟。

(5) 点揉腹部穴位

用拇指点揉关元、中极、气海各1分钟。

用拇指点揉任脉诸穴各1分钟。

(6) 推任脉

用掌根从中脘推至中极5~6遍，力度先轻后重。

(7) 点四肢穴位

点揉内关 5 分钟。

点揉三阴交 5 分钟。

点按神门 2 分钟。

针灸方法

肝经实热、阳火亢盛型宜施泻法，取太冲、三阴交、行间、肝俞、胆俞。留针 30 分钟，每隔 5 分钟行针 1 次，每日 1 次，10 次为一个疗程。肝胆虚型宜以助为主，取肝俞、太冲、少府、内庭、神门。留针 30 分钟，每日 1 次，10 次为一个疗程；肝胆湿热型宜施泻法，取行间、太冲、膀胱俞、三阴交、阳陵泉。留针 30 分钟，每隔 5 分钟行针 1 次，每日 1 次，10 次为一个疗程。阴精亏少型宜施平补平泻法，取太溪、气海、照海、行间。留针 30 分钟，每日 1 次，10 次为一个疗程。

注意事项

❶ 劳逸结合，不宜过度疲劳。

❷ 调畅情志，适当节制性生活，在精力充沛、不疲劳的状态下性交，能防止早泄发生。

不孕

病理

现代医学认为，不孕多是由卵巢功能失调、子宫病变、输卵管不通，以及其他慢性病如甲状腺功能低下、结核病等引起。

中医学认为，不孕是禀赋虚弱、肾气不足、冲任亏损、气血失调，又遇风寒侵袭，或痰闭胞宫或瘀阻胞络所致。

症状表现

不孕是指夫妇同居 2 年以上，有正常性生活、未避孕者，或曾有生育或流产，又连续 2 年以上不孕者。

按摩方法

(1) 肾阳亏虚型

主要以指按、揉压任脉、督脉、足少阴肾经穴来按摩，这些经穴包括肾俞、命门、气海、关元、三阴交、曲骨、太溪、照海。

(2) 瘀滞胞宫型

主要以指按、揉压任脉、足太阴脾经、足阳明胃经穴进行治疗，经穴包括中极、气冲、丰隆、气海、血海。

(3) 肝郁血型

主要以指按、揉压足厥阴肝经、足太阴脾经、足阳明胃经穴进行治疗，经穴包括气户、关元、子宫、中极、肝俞、太冲、足三里、三阴交。

针灸方法

主穴宜用子宫、中极。肾虚型不孕加肾俞、命门、关元、气海、然谷、三阴交、血海、照海；肝郁型不孕加三阴交、照海、血海、太冲；痰湿型不孕加脾俞、胞宫、曲骨、商丘、丰隆、关元、足三里、中脘。

注意事项

发现自己罹患此病，需去医院接受专业治疗。

痛经

病理

中医学认为，痛经多由情志郁结、寒凝胞宫，或气血不足、气血运行不畅，不通则痛。

症状表现

乳房胀痛、胸闷烦躁、悲伤易怒、恶心呕吐、面色苍白、四肢冰凉、倦怠乏力、肛门坠胀、心惊失眠等症状。

按摩方法

(1) 摩揉小腹

顺时针缓慢摩小腹3~4分钟，力度适中。

(2) 点揉腧穴

指腹点揉气海、关元、中极各半分钟。

指腹点揉天枢半分钟。

(3) 横擦中极

双掌掌侧横擦中极穴，以透热为度。

（4）推拨冲任

掌推中脘至中极，再用拇指拨揉阴交至中极和两侧冲脉3分钟。

（5）横擦腰骶

单掌掌根横擦腰骶部3分钟，以透热为度。

（6）按揉下肢

自上而下直推大腿内侧，再揉右侧大腿内侧，各2~3分钟。

点揉血海半分钟。

点揉阴陵泉半分钟。

点揉太冲半分钟。

点揉太溪半分钟。

针灸方法

主穴宜用大椎、肩井、大杼、膏盲。肝郁型痛经者加太冲；腰痛重者加足三里、命门；血虚型痛经者加肾俞。

注意事项

❶ 保持清洁，如外阴瘙痒不适，应在水中加入少量肤阴洁、洁尔阴等洗液，起到杀菌止痒的目的。同时绝对禁止房事、盆浴及游泳。

❷ 饮用清淡而有营养的食品，如新鲜的蔬菜、鲜蛋、鲜奶、豆制品、鱼、瘦肉等。不宜过食辛热或寒凉之品，如辣椒、梨、香蕉。不宜过量饮酒，不宜吃过凉的食品，如冷饮。

❸ 保持心情舒畅，情绪平和，避免激动，消除紧张烦闷或恐惧心理。

月经失调

病理

由于环境饮食因素、过度精神刺激或疾病的影响，以及月经期不注意卫生、流产、产育过多等原因，造成人体脏腑受损，肝、脾、肾功能失常，气血失调，以致冲任经脉损伤，导致月经不调。

症状表现

不规则子宫出血、功能性子宫出血、绝经后阴道出血、闭经。

经穴保健按摩

■ 按摩方法

（1）摩小腹

手掌紧贴腹部，顺时针方向摩腹5分钟。

（2）揉小腿

以小腹为主顺时针缓慢揉腹4分钟，力度适中。

（3）点穴位

点揉关元1分钟。

点揉血海、三阴交1分钟。

（4）点穴位

点八髎2分钟。

点肾俞、命门各2分钟。

（5）横擦腰骶

以肾俞、八髎为主，横擦腰骶部，以透热为度。

■ 针灸方法

主穴宜用关元、三阴交。虚寒型月经失调加脾俞、命门；气滞血瘀型月经失调加血海、行间；气虚型月经失调加脾俞、足三里；肝郁型月经失调加肝俞、太冲、内关；先期有热型月经失调加太冲、太溪；月经后期型月经失调加足三里，公孙，肾虚型月经不调，月经先后无定期加肾俞、交信。

■ 注意事项

❶ 生活规律，劳逸有度，顺应日出而动，日落而眠的自然节律，当人体生物钟调整好，月经可逐渐恢复正常。

❷ 适量地选用乌骨鸡、羊肉、猪羊肾脏、青虾、对虾、鱼子、蛤蟆、海参、淡菜、黑豆、胡桃仁等滋补性的食物。

闭经

■ 病理

女子年逾18周岁未月经来潮，或已经而又中断3个月以上者，称为闭经。正常周期的建立依赖下丘脑-脑垂体-卵巢轴的神经内分泌调节，以及子宫内膜对性激素的周期性反应。其中任何一个环节发生障碍，均可导致闭经。

症状表现

凡女子年龄超过18周岁未行经者，称原发性闭经；在初潮后的任何时期，月经闭止超过3个月者，称继发性闭经。妊娠期、哺乳期、绝经期后停经，属正常生理现象。月经初潮后或生活环境骤然改变而发生的暂时性闭经，若无明显症状，可不予治疗，待身体适应后，月经自然来潮。

按摩方法

（1）顺时针摩腹5分钟。
（2）指揉关元、气海、任脉诸穴各1分钟。
（3）点揉血海、三阴交各1分钟。
（4）点揉肝俞、肾俞、命门、腰骶部八髎各2分钟。
（5）掌侧擦腰骶部，尤以肾俞、八髎为主，以透热为度。

针灸方法

取穴：①足三里、中脘、章门。②三阴交、胃俞、脾俞。

操作：温和灸或回旋灸。每次选用一组穴位，将艾条一端点燃，距离皮肤2～3厘米，施回旋灸，以穴位局部有温热感或灼热感，皮肤红润为度。每日1次，10次为一个疗程。治疗2～3个疗程，若症状消失，可进行钡餐透视检查，若痊愈，再治疗一个疗程，以巩固疗效；若未痊愈，可继续治疗2～3个疗程。

注意事项

❶ 平时注意体育锻炼，增强体质，促进气血运行。
❷ 消除心理压力，保持心情开朗、乐观。
❸ 饮食应营养全面且易于消化，吃有补益作用的食物，如蛋、奶、鱼、虾、豆类、新鲜绿叶蔬菜和水果等。少吃生冷、油腻之物及酸涩之物。具收敛之性，易郁气滞血的食物应少吃。山楂虽酸，但有活血化瘀之功效，可以适量食用。
❹ 平素月经量少者应及时治疗，避免逐渐加重而发展到闭经。

❺ 肥胖者应适当控制饮食，特别是减少脂肪的摄入量，增加运动量，减轻体重。

❻ 做好计划生育，避免因多次人工流产，造成闭经。

第二节 动动手指，轻松摆脱身体小病痛

近视

近视是屈光不正的一种，指远处的物体不能在视网膜上汇聚，不能在视网膜前形成焦点，造成视觉变形，导致看远方的物体模糊不清，即远视能力减退。患近视眼的人除了看不清远处物体外，多数还容易产生视力疲劳。因为经常眯着眼睛看东西，会使眼外肌、睫状肌过度紧张，容易引起眼睛疲劳。

本病多由先天遗传或阅读写字时姿势不正确，长期光线昏暗，用眼过度致使眼球晶体异常，视力下降所致。近视分为轴性近视、屈光性近视、假性近视、指数性近视等等。

■ **特效取穴**

睛明穴，太阳穴。

■ **指压方法**

眼微闭，用左右手的大拇指或食指按在眼睛稍微接近鼻根部位的睛明穴，由上往下反复地摩擦，之后，两手的大拇指按于太阳穴，大拇指以外之四指头做成拳状，用食指之第二关节首先摩擦眼部上侧及下侧的部位，然后再由内侧向外侧摩擦，反复做8次。

青光眼

青光眼是一种中年以上人群的常见病，与遗传有关，是由于眼球内压升高，引起视神经乳头损害、视野缺损和视力下降的眼病，表现为瞳孔放大，呈现淡绿色，有急慢性之分。急性充血性青光眼发作时，通常伴有剧烈的头痛、恶心、呕吐、虹视、视力下降。慢性单纯性青光眼发病缓慢，症状不明显，往往到晚期才被发现。各种体液循环障碍容易造成眼压增高，糖尿病、高血压等慢性病患者易发，女性中年以上人群易致病，并容易致盲，应定期到医院检查眼睛。

特效取穴

攒竹穴、瞳子髎穴、风池穴、肝俞穴、合谷穴、三阴交穴、太溪穴、太冲穴。

指压方法

（1）按摩者用拇指和食指相对，先揉按攒竹穴各18次，再分别用拇指端螺纹面按揉瞳子髎穴各18次。

（2）按摩者用拇指和中指端螺纹面相对，捏拿风池穴36次。

（3）被按摩者俯卧，按摩者用肘尖按压其肝俞穴36次，注意用力要平稳。

（4）按摩者用拇指指腹和食指等对拿左右手合谷穴各18次。

（5）按摩者用拇指端推揉左右三阴交穴各18次，再用拇指和食指指腹对拿左右太溪穴各18次，然后用拇指端点按左右太冲穴各18次。

鼻炎

鼻炎指的是鼻腔黏膜和黏膜下组织的炎症。

表现为充血或者水肿，患者经常会出现鼻塞、流清水涕、鼻痒、喉部不适、咳嗽等症状。当鼻内出现炎症时，鼻腔内可以分泌大量的鼻涕，并可以因感染而变成黄色，流经咽喉时可以引起咳嗽。鼻涕量十分多时还可以经前鼻孔流出。

鼻炎可通过口服药物、局部滴鼻药物、手术及激光等方法进行治疗，同时也要注意生活中的养生方法。可用具有消炎作用的养生粥膳加以调理。

■ 特效取穴

印堂穴、百会穴、迎香穴、风池穴。

■ 指压方法

（1）被按摩者仰卧，按摩者位于被按摩者头前部。

（2）按摩者用双手拇指在被按摩者前额施推揉法，从印堂穴开始，沿眉弓上缘太阳穴至耳前耳后，施术至颈根部，然后再用拇指推揉印堂穴至百会穴。术中重点做揉压法，各部位推揉72次。

（3）按摩者用双手拇指或食指指腹按揉迎香穴，力量由轻渐重，以被按摩者有酸胀感能耐受为度；双手食指相对向内按揉两侧鼻翼，以促使鼻内有热感为度。

（4）按摩者右手拇指按揉印堂穴，左手食指和中指按揉风池穴，一上一下同时进行，力度可稍重。

醒脑

睡眠是人们休息、恢复体能的重要生理活动，但往往在醒来后身体出现萎软无力的现象，甚至会导致一整天精神不振，影响正常的学习和工作。早晨醒来后适当按摩，可改善这种不振状态，使人精神焕发。

手掌的中央，按照手诊全息穴位的原理，存在着有助于增强心脏功能、开发大脑潜力的重要区域，是健体强身、醒脑的反射区，进行适度的较强刺激，能醒脑、提神，有助于发挥大脑的工作能力和效率。

■ 特效取穴

足三里，丘墟穴，昆仑穴。

■ 指压方法

指压脚部，先深吸一口气，用掌侧水平击打足三里的同时将气吐尽，如此重复10次即可。或一边缓缓吐气，一边强压外踝下端前洼处的丘墟穴，其次是脚踝正后方的昆仑穴。

疲劳

疲劳又称疲乏，是主观上一种疲乏无力的不适，感觉疲劳不是特异症状，很多疾病都可引起疲劳。

日常生活中，保持某种姿势的时间过久，或持续运动、站立、下蹲过度，都会使肢体的各部位发生肌肉酸痛、僵硬、疲劳、乏力甚至肌肉、软组织痉挛。同时，长时间紧张地工作，也容易使人处在持续、慢性疲劳状态。通过不同部位和穴位的按摩和自我按摩，能舒缓压力，放松肌肉、消除疲劳，有利消除慢性疲劳症。

特效取穴

足三里，太阳穴，涌泉穴。

指压方法

用两手掌侧水平强劈足三里以使肌肉放松，操作时一面由口、鼻吐气一面劈，左右各打36次，如头痛，加擦脸摩太阳穴；如失眠、心悸等，加擦涌泉；如头眩，加"弹脑"（鸣天鼓）手法。每天重复3次，2~3日后就能神清气爽。

小腿抽筋

小腿抽筋通常指因为小腿的运动神经功能突然亢奋，致使肌肉产生剧烈疼痛和僵硬、痉挛状态。多数因为小腿后部肌肉疲劳或受寒引起。睡眠中的小腿抽筋会痉挛、疼痛使人惊醒。单纯性小腿抽筋常会发生在长时间坐卧后突然站起时、游泳等运动过程中等情况下，疼痛令人难忍，即使痉挛缓解后，小腿后侧和腘窝部位还会遗留疼痛感。

本病可发生于各种年龄，一般以老年与女性为多，尤其老年多病、营养欠佳者和女性孕期6~7个月时发生最多。青壮年在剧烈运动之后，也可发生。

特效取穴

人中穴、承山穴。

■ 指压方法

（1）按摩者用拇指和食指指腹用力按压人中穴81次，直至穴位有酸胀感，而后再用拇指端轻揉穴部36次。

（2）按摩者用拇指指腹按揉抽筋侧承山穴36次，如果抽筋不缓，可继续按揉至抽筋停止。

减压放松

现代社会发展迅速，人们普遍压力较大。长时间处于精神紧张状态，会消耗人们较大的精力、体力，容易造成心理和内分泌系统的强烈变化，对心脑血管、血压和神经系统都有重大影响，身心疲惫、情绪焦虑、烦躁不安是普遍存在现象。

减压放松按摩疗法，需要先做深呼吸，缓和激烈的情绪，保持平静、从容的心态做按摩，情绪波动较大的时候，最好能冲个热水淋浴。条件有限做不到，能用热水泡一泡双手也能稍加松弛和缓和紧张、激烈的情绪。

■ 特效取穴

太阳穴、风池穴、上星穴、头维穴、百会穴、印堂穴、天柱穴。

■ 指压方法

（1）揉太阳穴

将双手掌根贴于太阳穴，双目自然闭合，做轻缓平和的揉动。

（2）拿风池穴

用拇指、食指、中指相对捏住颈后肌肉近发际处，手法采用一上一下、一紧一松拿捏，以颈部感酸胀为度，次数自定，不强求一律，左右手可以交替进行。

（3）浴全头穴

头部有上星穴、头维穴、百会穴等穴，经常浴头部各穴有健脑之功效。操作时将两手五指分开，由前发际分别向后发际抹动，如十指梳头状，手法轻重由个人自行掌握，一般以局部感到发灼热舒适，不使头皮有痛感为度，次数根据病情而定。亦可用木梳代手指浴头。

（4）抹额印堂穴

将两手食指屈曲，拇指按在太阳穴上，以食指内侧屈曲面，由印堂穴沿眉毛两侧分抹，双目自然闭合。手法以轻中有重为易，次数以 30 次或适当增加，每日 2 次为度。

（5）拿天柱穴

以拇指、食指两指在颈后部斜方肌上方的天柱穴，做拿捏动作，来回拿动各 5~10 次。每日早晚各 1 次。

皱纹

随着年龄的增长，皮肤弹力纤维强度减弱，皮下组织中脂肪减少，逐渐会导致皮肤变得较为干燥、无弹性，形成皱纹。

皮肤皱纹的发生，有真假之分，通过正确的护理和保养，可以延缓皱纹的产生和加深程度。而经常做一做面部按摩，是改善皮肤健康情况的有效方法。

按摩皮肤，可以调理脏腑、疏通经络、补益气血、营养肌肤，有利于达到减缓和祛除面部皱纹的目标。

按摩后的皮肤柔软明净，皮下组织获得了充分运动，能延缓皮肤的衰老、减少皱纹的发生。

■ 特效取穴

太阳穴、人中穴。

■ 指压方法

（1）抚平额角纹

手指先由下往上，然后由内侧向外侧，接着由发际滑至太阳穴，最后用力按压太阳穴。

（2）抚平眼角纹

用中指的指腹沿下眼睑的内侧向外侧，稍微用力进行滑动按摩，返回时在肌肤上轻轻地滑动，这样反复做 3 次。

（3）伸展鼻梁

由下往上进行，最后以手指夹住鼻子两侧，做压迫动作。

(4) 消除脸颊皱纹

将手指由下往上如划圆般移动。首先按摩下颌到耳下的部分,然后由嘴角到耳中央,接下来是鼻的周围到太阳穴,然后再依次按摩脸颊的下方,即眼睛正下方3厘米处、鼻子两侧1厘米处及下颌部分。

(5) 消除嘴角皱纹

手指做上抬嘴角的动作,以中指按压人中部位,其他手指垂下来按压嘴角两侧及下颌外侧。

(6) 按摩下颌

以手掌反复做揉搓上抬下颌的动作,最后用中指轻轻按压耳朵下方后停止。注意,此处有下颌神经,千万不可施力过重。

(7) 消除颈部皱纹

用全部手指,由下往上揉搓。注意,颈部两侧有颈动脉,按压时力量要轻。

(8) 按摩全部脸面

用两手掌向颌部用力干洗脸20次,每天最少做2遍。